INFLUENCE

DU

RÉGIME PÉNITENTIAIRE

SUR

LE PHYSIQUE ET LE MORAL DE L'HOMME ;

Moyens d'en diminuer les inconvénients.

MÉMOIRE

PRÉSENTÉ, LE 13 AVRIL 1846, A L'INSTITUT,

PAR M. A. FOURCAULT,

de l'Académie royale de Médecine.

PARIS,

GERMER-BAILLIÈRE, LIBRAIRE,

RUE DE L'ÉCOLE-DE-MÉDECINE, 17.

1846

INFLUENCE

DU

RÉGIME PÉNITENTIAIRE

SUR

LE PHYSIQUE ET LE MORAL DE L'HOMME.

Imprimerie de **Hennuyer et Cᵉ**, rue Lemercier, 24. Batignolles.

INFLUENCE

DU

RÉGIME PÉNITENTIAIRE

SUR

LE PHYSIQUE ET LE MORAL DE L'HOMME;

Moyens d'en diminuer les inconvénients.

MÉMOIRE

PRÉSENTÉ, LE 13 AVRIL 1846, A L'INSTITUT,

PAR M. A. FOURCAULT,

de l'Académie royale de Médecine.

PARIS,

GERMER-BAILLIÈRE, LIBRAIRE,

RUE DE L'ECOLE-DE-MÉDECINE, 17.

1846

INFLUENCE

DU

RÉGIME PÉNITENTIAIRE

SUR

LE PHYSIQUE ET LE MORAL DE L'HOMME.

La question que je soumets aujourd'hui au jugement de l'Académie n'a pas encore été définitivement résolue, malgré les recherches multipliées dont elle a été l'objet. Il ne suffit pas, pour trouver la solution d'un semblable problème, d'accumuler les faits; il faut encore les rapprocher, pour montrer leur enchaînement et leur valeur. Ceux qui ont été publiés depuis quelque temps ont fait surgir des opinions contradictoires parmi les médecins, les économistes et les législateurs: ces divergences proviennent d'observations incomplètes ou superficielles, et de l'inexactitude de quelques rapports officiels.

Les uns considèrent l'emprisonnement individuel comme une cause essentiellement active des maladies les plus graves; d'autres, au contraire, pleins de confiance dans certains documents authentiques, prétendent que ces maladies sont en partie imaginaires : à les entendre, le régime cellulaire améliorerait l'état sanitaire de l'enfant, fortifierait sa constitution, contribuerait même à la guérison des scrofules. S'il fallait en croire un praticien consulté dans le traitement de cette dernière affection, presque toujours elle serait héréditaire; les causes extérieures n'auraient qu'une faible influence sur son développement; elle serait rare, accidentelle dans les prisons. Cette diversité que nous venons de signaler dans les opinions médicales n'existe pas moins dans l'esprit des législateurs : il s'est passé à cet égard, dit un observateur distingué (1), des choses qui portent une rude atteinte à l'infaillibilité de la statistique, ou, pour mieux dire, à celle des statisticiens. On a entendu tomber du haut de la tribune nationale des assertions diamétralement opposées les unes aux autres. Des orateurs, pleins de conviction et de conscience, sont venus représenter des chiffres prouvant que l'encellulement est toujours fatal à la santé; d'autres, non moins consciencieux assurément, ont produit de nouveaux chiffres, prouvant tout le contraire. Chacun soutenant son opinion, la question est restée, après cette étrange lutte, aussi peu éclairée qu'elle l'était auparavant.

Les opinions des économistes et des législateurs, touchant l'influence moralisatrice de l'emprisonnement solitaire, n'offre plus le même désaccord ; on reconnaît généralement que ce genre d'emprisonnement possède des avantages qu'on ne trouve point dans les autres établissements pénitentiaires. Mais, en admettant la réalité de ces avantages, a-t-on le droit de sacrifier la santé des détenus, d'altérer profondément leur constitution, d'abréger la durée de leur existence, dans l'espoir de les corriger, de les rendre meilleurs ? Est-il permis, pour des délits plus ou moins graves, d'ajouter de cruelles souffrances, terminées par la mort, à la peine de la détention ? Personne, sans doute, n'oserait l'affirmer ; or, s'il en est ainsi, il est utile de chercher un système pénitentiaire qui ne soit point entaché de ces graves inconvénients.

Cependant, nous devons nous empresser de le déclarer, l'état de réclusion, en admettant le meilleur système, exerce une fâcheuse influence sur la santé, et l'expérience prouve que la captivité abrége aussi l'existence des animaux ; la vie absolument sédentaire produit le même effet sur l'homme privé de l'action expansive du mouvement musculaire, de l'air libre et de la lumière. L'observation et la physiologie expérimen-

(1) M. Treille, *Nouveaux Documents sur les prisons pénitentiaires et sur la déportation*, 1844.

tale nous dévoilent la cause primitive des changements qui s'opèrent en cette circonstance dans l'économie animale : la peau, privée de ses excitants naturels, se décolore, devient pâle, blafarde et inactive ; ses importantes fonctions languissent, la circulation capillaire dont elle est le siége se ralentit, la transpiration insensible diminue et se supprime ; les matériaux qu'elle doit éliminer sont refoulés dans la circulation, et deviennent une cause incessante de désordres et de maladies qui parcourent de longues périodes. L'*étiolement*, dont on connaît les pernicieux effets sur les plantes, est donc, en définitive, la cause principale de ces changements, de ces désordres et de ces maladies. Ce principe étant établi dans la science par une longue série d'observations, nous devons nous borner à en faire connaître les applications, dans le but de perfectionner ainsi l'hygiène publique, d'améliorer les conditions physiques des condamnés, et de diminuer, dans l'intérêt de la justice et de l'humanité, la somme des maux qu'ils éprouvent par suite des vices inhérents à notre régime pénitentiaire.

Avant tout, il m'a paru indispensable de constater l'existence de ces maux, d'indiquer leurs principaux caractères, afin de mettre un terme aux assertions contradictoires des auteurs. J'exposerai donc succinctement les faits que j'ai recueillis dans les prisons cellulaires, les maisons centrales de détention et les colonies agricoles peu éloignées de la capitale, afin qu'on puisse vérifier l'exactitude de mes observations : en les exposant dans cet ordre, on verra les avantages et les inconvénients que ces établissements peuvent offrir. J'aurais, sans doute, désiré étendre mes observations à tous ceux que la France possède ; les résultats que j'aurais obtenus auraient reposé sur une plus large base ; mais ma position, et les difficultés qui se présentent lorsqu'on se livre à de semblables investigations, ne m'ont pas permis de réaliser ma pensée. Espérons que M. le ministre de l'intérieur fera compléter des travaux qui peuvent amener d'importantes réformes et féconder celles que l'on se propose d'introduire dans les maisons de détention.

DES PRISONS CELLULAIRES.

Voulant connaître les effets que la réclusion dans ces établissements produit sur la constitution physique des détenus et sur leurs qualités morales, je visitai les pénitenciers de la Roquette, de Tours et de Saint-Germain-en-Laye. Ce dernier, destiné aux militaires, a été fondé dans le monument historique, demeure de plusieurs rois, qui s'élève à l'entrée (*est*) de la magnifique terrasse de Saint-Germain. La position de cet édifice, la grandeur des cellules, des ateliers où travaillent les détenus, suivant la règle d'Auburn, une promenade d'une heure chaque jour et l'exercice à l'air libre, un régime qui ne laisse rien à désirer, sont des conditions sanitaires très-favorables. Dans les ateliers, où règnent l'activité et un profond silence, les détenus s'habituent au travail, apprennent des métiers qui deviennent pour eux d'une grande utilité lorsqu'ils quittent le service. D'après le rapport qui nous a été fait, ce régime exerce sur leurs qualités morales la plus heureuse influence. La vie en commun ne produirait donc point ici les effets défavorables observés dans les maisons centrales; les militaires détenus, conservant encore ce sentiment d'honneur qui les animait sous les drapeaux, ne sont plus dans les conditions morales où se trouvent les hommes profondément corrompus qui habitent ces maisons. Dans ces lieux redoutables, où la loi du silence ne peut être rigoureusement observée, la contagion morale exerce sur les condamnés, comme nous le verrons bientôt, la plus déplorable influence.

Cependant, malgré les conditions sanitaires qu'offre, sous le rapport du régime alimentaire et de sa position, le pénitencier militaire, on y observe assez fréquemment des affections du système ganglionnaire. Plusieurs causes contribuent au développement de ces affections : d'abord, le séjour plus ou moins prolongé des détenus dans les salles de police et les cachots malsains des régiments, ou dans des prisons obscures et humides; la même cause agit sur eux dans les vastes fossés qui entourent le château, et où ils vont, chaque jour, faire leurs exercices; elle agit enfin avec beaucoup plus d'intensité dans les cachots de ce pénitencier; l'humidité froide qui y règne produit souvent des coxalgies rebelles, ou d'autres affections du système lymphatique. Déjà, dans son ouvrage sur les prisons, le prince royal de Suède, aujourd'hui sur le trône, avait prouvé la nécessité de remplacer les cachots humides par la cellule ; les faits les plus multipliés montrent l'utilité de son observation et la haute sagesse de ses vues.

Indépendamment de l'action de l'humidité, le séjour dans les ateliers, dans les cellules et même dans les salles de quelques hôpitaux, suffit pour déterminer ou pour entretenir les affections scrofuleuses, ainsi que le prouve, d'une manière irrécusable, le fait suivant rapporté par M. Treille (1) :

« Un condamné arrive assez mal portant, par suite de ses nombreuses punitions, au pénitencier de Saint-Germain; bientôt son cou devient le siége de tumeurs ganglionnaires endurcies et énormes, au point que la respiration en était sensiblement gênée. Après avoir été traité longtemps à l'hôpital, sans succès, par M. le docteur Clerc, on juge indispensable de le faire changer de prison. Il est envoyé au fort de *Joux* ; il s'y rend à pied et couche dans les prisons pendant la route. Parvenu à Joux, on apprend que la prison du fort n'existe plus, ayant été transformée en caserne. Il est aussitôt renvoyé à Saint-Germain : rentré dans le pénitencier, M. Clerc, habile observateur, trouve que les tumeurs sont complétement *guéries*. Mais en moins de trois mois d'un nouveau séjour, et quoiqu'il ait été attaché à l'atelier des ébénistes, il fut repris de son mal avec une telle intensité, que l'autorité, le prenant en pitié, le gracia et lui donna son congé de réforme. »

« Par suite de formalités indispensables, il est obligé d'attendre son congé à l'hôpital pendant quatre ou cinq mois ; l'époque de la fenaison arrive, M. Clerc l'envoie travailler ; à la fin de la campagne, la guérison s'est opérée de nouveau : ce médecin possède d'autres faits analogues. »

Des observations recueillies dans les prisons confirment ces faits, et attestent que la perte de la liberté est bien plus promptement funeste aux agriculteurs, à ceux qui mènent une vie active, qu'aux hommes et surtout aux femmes exerçant des pro-

(1) Mémoire déjà cité.

fessions sédentaires; telle est l'influence de l'habitude; tels sont les effets de la diminution de celle des agents extérieurs sur les individus soumis à chaque instant à leur action vivifiante. Des enfants scrofuleux, nés au sein des grandes villes, ont trouvé leur guérison à la campagne, et, en rentrant dans des réduits obscurs, ils ont vu reparaître une maladie que l'on avait vainement tenté de guérir dans les lieux où elle s'était développée.

Combien d'observations pleines d'intérêt, et perdues pour la science, montrent la puissance médicatrice du soleil, de l'air libre et de l'exercice! Que de faits attestent les pernicieux effets de la vie inactive et de la réclusion! Quelle confiance peuvent inspirer ceux qui, en étudiant l'influence du régime cellulaire dans le traitement des scrofules, prennent des exceptions pour des lois générales? Ces résultats montrent, en outre, la supériorité remarquable des grands moyens de l'hygiène sur les médicaments les plus actifs, employés dans les hôpitaux, les infirmeries des prisons, les cellules des pénitenciers. Ce n'est donc point dans les milieux où se développent et se perpétuent ces affections qu'il faut chercher à les combattre. Il me suffit de signaler ici les graves inconvénients de la méthode généralement adoptée dans la pratique médicale, me proposant ultérieurement d'indiquer les moyens de les prévenir.

Le pénitencier de Tours mérite, à tous égards, de servir de modèle pour la construction des prisons cellulaires; mais, ayant été fondé seulement depuis deux années, et les détenus n'y restant qu'un an au plus, on est privé des résultats positifs que donne une longue série d'observations. Sa position est favorable, quoiqu'il soit élevé au sein de la ville même; deux immenses corridors, disposés en croix, où viennent s'ouvrir les portes des cellules du rez-de-chaussée et des étages supérieurs, favorisent la circulation de l'air; ces cellules sont très-spacieuses, bien éclairées, bien ventilées, convenablement chauffées au moyen d'un calorifère; leur dimension est de quatre mètres environ en hauteur et en longueur, sur deux mètres soixante centimètres de large. D'après cela, on voit que la demeure des détenus est bien plus salubre qu'une foule d'habitations où les pauvres sont entassés, exposés au froid, à l'humidité et à toutes les privations de la misère. Aussi, d'après le rapport de M. *Haime*, médecin de cet établissement, la santé des détenus est dans l'état le plus satisfaisant ; sur une population qui n'atteint point annuellement le chiffre de *cent*, la mort n'a encore frappé qu'une femme atteinte de phthisie avant son entrée dans le pénitencier. Les maladies y ont été proportionnellement moins fréquentes qu'en ville ; des épidémies de grippe et de rougeole, qui avaient envahi tous les quartiers, n'y ont pas pénétré : des santés affaiblies par des excès et un mauvais régime s'y sont complétement rétablies, sous l'influence d'une alimentation saine et réparatrice. Bien que forcés de rester le jour et la nuit dans ces cellules, suivant le système de Pensylvanie, les détenus ne désirent point changer de prison. A la vérité, ils sont l'objet des soins les plus empressés, soit dans l'état de santé, soit pendant leurs maladies ; une administration vigilante, paternelle, leur assure tout le bien-être compatible avec les mesures de sûreté et l'observation des règlements ; les heures s'écoulent assez rapidement, étant employées au travail, aux pratiques religieuses et à la promenade. Dans de semblables conditions, il est évident que le régime cellulaire a perdu sa puissance d'intimidation, ses rigueurs et ses dangers.

Cependant, dans cette position, la longue durée de la réclusion amènerait infailliblement, chez les jeunes sujets surtout, le développement des scrofules et de *la phthisie ;* car les adolescents ne peuvent être soustraits pendant longtemps à l'action vivifiante de la lumière et de l'air libre, sans ressentir, comme les animaux que l'on tient renfermés, les dangereux effets de la captivité. D'ailleurs, les mêmes maladies s'observent dans les hospices et les autres établissements de charité, où s'étiolent, en grandissant, les jeunes filles qui y sont reçues. M. Hayme, médecin du pénitencier de Tours, ne pouvant tenir compte de ces faits, met en question l'influence du régime cellulaire sur la production de la phthisie, dans le rapport qu'il adresse à M. le préfet d'Indre-et-Loire. Cette opinion s'explique aisément d'après les considérations que nous venons d'admettre. Nous ne contestons ni l'exactitude, ni la justesse des observations de cet honorable médecin ; seulement il convient de dire que ces observations, lors même qu'elles seraient plus multipliées, ne pourraient établir en principe ce qui est en question. Dans des conditions aussi favorables, la captivité produit rarement la phthisie avant l'expiration de la première année de la réclusion. Cette maladie offre une longue période d'incubation, les tubercules pulmonaires se développent très-lentement, ainsi que le démontrent une foule de recherches anatomiques. Il ne suffit donc pas d'avancer des faits; il est encore indispensable de les comparer avec un autre ordre de faits pour en apprécier justement la valeur.

Il importait de signaler cette première cause d'erreurs, parce qu'elle a été méconnue par des observateurs habiles, qui n'ont tenu aucun compte de l'âge et de la durée du séjour des détenus dans les maisons pénitentiaires; mais des erreurs plus graves doivent être dévoilées, afin qu'on puisse connaître la véritable influence de l'emprisonnement isolé sur la constitution de l'homme et sur la nature des maladies qui, dans cette position, abrégent la durée de la vie.

Au point de vue moral, ce régime a paru trop sévère, et on a donné comme une preuve de cette excessive sévérité les trois suicides qui ont eu lieu dans le pénitencier de Tours depuis sa fondation. Les renseignements que nous avons pris à ce sujet nous ont prouvé que des causes étrangères à l'emprisonnement cellulaire avaient déterminé ces trois suicides. On doit le reconnaître, cependant, l'emprisonnement individuel présente des inconvénients assez graves : il détermine incessamment l'ennui, la tristesse, des regrets, des remords, souvent même le complet dégoût de la vie, et par conséquent, dans quelques cas, le suicide; mais on ne saurait supprimer cette nature de châtiment, sans enlever à la loi sa puissance moralisatrice et sa force d'intimidation. Il y a donc nécessité véritable de graduer les peines et de modifier le régime de Pensylvanie, suivant le degré de perversité des condamnés; mais il est des précautions que la plus simple prévoyance exige, et l'on comprend aisément qu'il importe de ne pas laisser, par exemple, comme dans le pénitencier de Tours, des barreaux aux fenêtres des cellules, ce qui offre naturellement toute facilité au suicide par suspension.

Remarquons que dans les bagnes et dans les maisons centrales, où la répression offre ce qu'elle a de plus affligeant et de plus terrible, les suicides sont très-rares; cependant, dans ces maisons, il arrive parfois que des punitions excessivement rigoureuses, barbares même, non inscrites dans le Code, sont infligées aux détenus les plus rebelles ; plongés dans des cachots obscurs et humides, soumis aux plus rudes épreuves, ils ne tentent point de se suicider : dans les angoisses du désespoir, au milieu de cette torture physique et morale, dont j'ai pu constater les effets, on a parfois présenté une arme tranchante aux condamnés, qui l'ont repoussée avec dédain, en s'écriant : *Non, ma tête appartient au bourreau* (1).

L'expérience nous montre donc que la sévérité des peines ne conduit point ordinairement au suicide; la mort volontaire s'observe rarement chez les grands criminels, sans remords, sans affections, dépourvus de sensibilité morale; elle est plus fréquente dans les premiers temps de la réclusion, chez ceux qui, conservant encore un sentiment d'honneur, éprouvent une vive affliction et n'ont point entièrement brisé les liens qui les attachent à la société. Je ne dois point m'occuper ici du suicide déterminé par la crainte du supplice, ou par des causes étrangères à la détention.

Le pénitencier de la Roquette ne se trouve pas dans des conditions de salubrité aussi favorables que celui de Tours; déjà il servait de prison lorsque l'administration a cru devoir opérer des changements propres à y introduire le régime *pensylvanien*, l'encellu-

(1) Si la religion et peut-être aussi nos préjugés s'opposent au suicide d'un criminel endurci, la raison et l'humanité s'accordent pour l'absoudre lorsqu'il met un terme à une vie odieuse et misérable. Dans ce cas, on ne saurait considérer la mort volontaire ou la folie comme un malheur pour l'individu condamné à une longue détention; ces deux accidents préviennent également les souffrances les plus vives et les plus prolongées. Dans la folie, elles sont abolies ou peu intenses chez l'homme qui a perdu ses souvenirs, qui se croit dieu, souverain d'un vaste empire, possesseur d'immenses richesses. Pour la société, la perte d'un individu profondément corrompu et dangereux ne saurait être un mal; elle est chargée de le nourrir, de le loger, de l'entretenir, de le garder et de le surveiller lorsqu'il a recouvré sa liberté. Cet être dégradé vit en réalité aux dépens du pauvre, soumis aux lois, accablé d'infirmités et mourant au milieu des privations de la misère! Les législateurs dont la philanthropie est éclairée conserveront à la loi sa puissance coercitive; car il est évident qu'elle ne peut réprimer des penchants vicieux, exercer une influence moralisatrice profonde et durable, sans produire accidentellement quelques maladies de l'âme, *minima de malis*.

lement pendant la nuit et le jour. Nous devons nous hâter de le dire, ces changements ont été propices aux jeunes détenus, si ce n'est sous le rapport physique, au moins au point de vue de la morale ; car la vie en commun entraîne avec elle de graves inconvénients ; l'encombrement favorise également le développement des maladies du corps et de l'âme ou la dépravation. Cette justice rendue aux bienveillantes intentions de l'administration, et en particulier à M. Gabriel Delessert, préfet de police, nous permettra d'exposer avec franchise les faits prouvant que les nouvelles dispositions prises pour améliorer la position des jeunes détenus n'ont point réalisé toutes les espérances qu'elles avaient fait naître.

Lorsqu'en 1843 je visitai pour la première fois le pénitencier de la Roquette, je fus vivement frappé des causes d'insalubrité qu'il réunissait ; les enfants étaient confinés dans des cellules étroites (1) et froides pendant l'hiver; aucune bouche de chaleur ne venait ranimer leurs membres violacés et engourdis par le froid ; à la vérité, les corridors où aboutissent les cellules sont chauffés au moyen d'un calorifère ; mais l'air chaud ne pénétrait dans ces dernières que par une ouverture supérieure correspondant à une autre ouverture au même niveau, et l'air était transmis au dehors sans élever suffisamment la température du milieu où se trouvaient les jeunes détenus. Ils étaient généralement pâles, étiolés ; leur peau était sèche, parfois écailleuse, et la transpiration paraissait être réduite à son minimum ; alors ils étaient presque entièrement privés d'exercice à l'air libre ; chaque jour, et pendant une demi-heure seulement, ils se rendaient dans une cour peu spacieuse, environnée des hautes murailles de l'établissement, où l'air est privé de ce mouvement si nécessaire aux fonctions de la peau et des poumons; là on ne trouvait aucun instrument de gymnastique propre à neutraliser l'influence meurtrière du froid et d'un repos prolongé. Toutes les précautions hygiéniques, conseillées pour entretenir cette

(1) Longueur des cellules, environ 2 m. 50 c.
Largeur 2
Hauteur 3

activité si nécessaire au maintien de la santé des jeunes détenus, avaient été omises dans ce pénitencier.

Les redoutables effets d'un semblable régime ne pouvaient être un instant douteux ; aussi, malgré l'action fortifiante d'une alimentation qui ne laisse rien à désirer, je vis un grand nombre de scrofuleux dans les cellules. Je voulus connaître l'époque de l'invasion de la maladie, et ils m'apprirent qu'elle s'était développée, au moins dans le plus grand nombre de cas, depuis leur entrée dans ces cellules ; la plupart de ceux qui furent soumis à mon examen n'avaient été atteints, à cette époque, d'aucun engorgement scrofuleux ; six mois ou un an après leur détention, plus rarement au bout de deux ans, ils ont vu apparaître des tumeurs au cou, ou aux autres parties, et, sous la même influence, elles ont parfois acquis un développement très-considérable. Lorsque les enfants avaient beaucoup souffert par suite d'une mauvaise nourriture, de la misère et de la dépravation, une alimentation substantielle réparait sans doute leurs forces épuisées ; mais elle devenait insuffisante pour neutraliser les effets du froid, de l'humidité, du repos prolongé, de la privation de la lumière et de l'air libre ; aussi, la plupart des détenus ont vu s'aggraver les dispositions scrofuleuses natives ou acquises qu'ils présentaient ; de simples engorgements ganglionnaires se sont transformés en tumeurs dures et volumineuses.

Je fus douloureusement frappé à la vue de onze malheureux dont la face était vraiment monstrueuse ; des tumeurs ganglionnaires se réunissaient autour du cou pour former une espèce de collier, remplissant tout l'espace qui se trouve au-dessous de la mâchoire inférieure, et s'élevant de chaque côté jusqu'aux régions temporales ; l'ovale de la face était renversé, sa partie inférieure était plus large que sa partie supérieure. La peinture n'a rien tracé de plus affligeant et de plus hideux. Ces tumeurs se sont développées pour la première fois aux époques que je vais indiquer.

Le n° 1er, suivant l'ordre que j'ai adopté, âgé de quinze ans, a toujours eu, à sa connaissance, des engorgements scrofuleux ; il est mort à la Roquette dans le courant d'avril 1843, ayant des crampes très-douloureuses dans les membres. L'examen cadavérique a montré la présence des tubercules dans les poumons, dans le foie et dans le cerveau.

Le n° 2, âgé de dix-huit ans, détenu depuis quinze mois, a eu des engorgements scrofuleux dans son enfance ; il n'avait rien à son entrée en prison, les engorgements ont reparu après six mois de séjour dans la cellule.

Le n° 3, âgé de dix-huit ans, détenu depuis deux ans, est devenu scrofuleux pour la première fois après six mois de réclusion.

Le n° 4, âgé de quinze ans et demi, détenu aussi depuis deux années, a éprouvé les premières atteintes de scrofules six mois après son entrée à la Roquette.

Le n° 5, âgé de dix-sept ans, dans la cellule depuis deux ans, y a ressenti les premiers symptômes de cette maladie après quinze mois de réclusion.

Le n° 6, âgé de seize ans et demi, détenu pour la seconde fois, est devenu scrofuleux après un an d'emprisonnement cellulaire.

Le n° 7, âgé de dix-sept ans, prisonnier depuis deux années et demi, a vu les tumeurs scrofuleuses apparaître pour la première fois, neuf mois après son séjour dans la cellule.

Le n° 8, âgé de seize ans, détenu depuis dix-huit mois, a ressenti pour la première fois un engorgement scrofuleux au cou après quatre mois de réclusion.

Le n° 9, âgé de dix-sept ans et demi, a éprouvé les mêmes accidents pour la première fois après trois mois de détention.

Le n° 10, âgé de seize ans, a vu ses glandes s'engorger à son entrée à la Roquette.

Le n° 11, détenu depuis deux années, âgé de dix-sept ans, est devenu scrofuleux pour la première fois après seize mois de séjour dans la cellule.

Je le répète, les demandes que j'ai adressées aux autres malades ont obtenu les mêmes réponses ; la plupart ont déclaré n'avoir été atteints de tumeurs scrofuleuses que depuis le séjour dans le pénitencier ; quant à ceux qui avaient déjà, à cette époque, des engorgements ganglionnaires, ils les ont vus se transformer en véritables engorgements scrofuleux sous la puissance débilitante et coercitive de l'emprisonnement solitaire.

Ces observations authentiques sont en opposition, je le sais, avec le rapport officiel adressé par M. le préfet de police à M. le ministre de l'intérieur, précisément vers l'époque où je faisais mes premières recherches; elles sont surtout en contradiction avec le rapport suivant soumis, par une commission, à l'honorable M. Delessert :

« Nous avons été merveilleusement surpris, monsieur le pré« fet, des immenses améliorations dues à votre sollicitude pa« ternelle pour tout ce qui regarde la maison des jeunes détenus, « et l'appréhension qu'avait fait naître en nous l'application du « système cellulaire s'est bientôt dissipée en présence des résul« tats obtenus par ce moyen, et en voyant surtout sur la phy« sionomie des détenus un air de santé et presque de satisfaction « remplacer celui maladif et malheureux que nous y avions « trouvé il y a trois ans, etc., etc. »

Je n'ai rien changé à la construction grammaticale de ce rapport, où l'on voit l'exagération remplacer la simplicité d'un exposé véridique; mais ce qu'il y a de plus déplorable, dans un autre rapport on fausse évidemment les résultats de l'observation, à la fin du paragraphe suivant : « Les maladies domi« nantes dans le pénitencier sont d'abord, et dans le rapport de « plus de moitié, des affections scrofuleuses, puis ensuite les « diarrhées. J'ai eu précédemment occasion de faire observer, « ajoute le rapporteur, que la séparation cellulaire avait agi « comme un remède efficace contre les diarrhées. Le médecin « de l'établissement pense que *ce régime n'est pas moins favo*« *rable au traitement des maladies scrofuleuses.* »

De semblables assertions n'ont pas besoin d'être combattues, elles sont évidemment en opposition avec les résultats généraux de la statistique et les faits particuliers que je viens de présenter. D'ailleurs, le chiffre de la mortalité atteste que les cellules étroites du pénitencier de la Roquette sont insalubres : ce chiffre est annuellement de douze pour cent, et l'on ne compte parmi les morts, sauf de rares exceptions, que des *scrofuleux* et des *phthisiques*. En vain on prétendrait que les enfants de Paris, dont la vie est agitée et dont les habitudes sont bien connues, seraient presque tous ou phthisiques, ou atteints du vice scrofuleux avant leur détention; une semblable allégation ne peut soutenir un examen sérieux. En admettant même chez la plupart une disposition scrofuleuse, il resterait encore démontré que la réclusion dans d'étroites cellules en favorise le développement. Ce que nous dirons bientôt au sujet de l'influence des colonies agricoles, sur la constitution dépravée des enfants qui sortent des maisons centrales, ne laissera aucun doute à ce sujet.

Il est évident que les cellules spacieuses, comme celles du pénitencier de Tours, sont moins funestes à la santé que les habitations étroites, humides, les réduits obscurs où vivent les populations pauvres, dégradées, au physique comme au moral, par la misère. On doit reconnaître l'incontestable supériorité du régime cellulaire sur la vie en commun des maisons centrales, où, comme je vais l'exposer, l'on trouve les grands inconvénients de l'encombrement, de la contagion des maladies du corps et de l'âme; mais on ne saurait pousser plus loin l'optimisme sans établir en principe ce qui est exceptionnel, sans fausser les données générales de l'observation.

Ces critiques, je le répète encore une fois, ne sauraient atteindre M. Gabriel Delessert. Ce magistrat distingué, dont le monde honore la franchise et la loyauté, ne pouvait, dans un travail qui porte sur une foule de questions importantes, rejeter des faits consignés dans les rapports particuliers qui lui ont été présentés. Je dois à son extrême obligeance l'exposé succinct des changements qui, grâce à ses soins, ont été opérés dans le pénitencier de la Roquette pour en diminuer l'insalubrité. Dans la lettre qu'il m'a écrite à ce sujet, M. le préfet de police s'exprime en ces termes :

« Constamment occupé de l'idée d'améliorer la situation phy-
« sique et morale des détenus, je viens, au moyen des prome-
« noirs que j'ai fait construire en plein air, de doubler le temps
« de l'exercice, qui est maintenant d'une heure par jour pour
« chaque enfant; il en est résulté, et ceci vient à l'appui de vos
« idées, une amélioration considérable dans l'état sanitaire de la
« maison, puisque nous n'avons plus que douze ou quinze en-
« fants à l'infirmerie, au lieu de trente ou quarante que nous
« avions auparavant.

« Une chose certaine, c'est que depuis la mise à exécution du
« système d'isolement de détenu à détenu, la santé physique et

« morale de nos jeunes enfants est complétement améliorée, com-
« parativement à ce qu'elle était lorsqu'ils travaillaient en com-
« mun, dans de grands ateliers où l'air était vicié par leur réu-
« nion et l'exhalaison de leur haleine. Quant à leur moralisa-
« tion, c'est tout simplement du tout au tout. »

En montrant les funestes effets de l'encombrement dans les maisons centrales les plus insalubres, nous aurons bientôt occasion de confirmer les observations de M. Gabriel Delessert.

Cependant, dans les maisons centrales où l'encombrement n'exerce pas la même influence, où l'insalubrité n'est pas portée à ses dernières limites, la mortalité est moins considérable que dans le pénitencier de la Roquette ; en tenant compte de la différence des âges et du chiffre de la population, la statistique comparée montre, par exemple, que la mortalité parmi les enfants qui l'habitent est double au moins de celle qu'offre la maison centrale de Poissy!...

Il faudrait aussi se garder d'ajouter foi aux éloges pompeux de certains observateurs sur l'état sanitaire des pénitenciers à l'étranger ; on y trouverait bien des inexactitudes et des erreurs : la gravité du sujet m'impose l'obligation de les signaler, car elles peuvent égarer le législateur, comme elles ont trompé les hommes instruits et consciencieux qui les ont publiées.

Dans un voyage scientifique que M. le docteur Treille fit, il y a quelques années, en Suisse et en Angleterre pour étudier cette importante question, il ne trouva aucun malade dans le pénitencier de Lausanne ; à la vérité, cet établissement, fondé d'après le système d'Auburn, ne contenait que soixante et quelques détenus ; il est, d'ailleurs, élevé sur la pente rocailleuse de la ville, et fait face au lac Léman ; chaque individu y est parfaitement couché ; l'alimentation, comme dans les pénitenciers de Saint-Germain et de la Roquette, n'offre rien à désirer ; la loi du silence est rigoureusement observée ; les cellules sont peu spacieuses, mais elles sont bien éclairées.

Le pénitencier de Berne, construit à l'extrémité de la ville haute, sur un terrain parfaitement sec, observe la même règle, et les ateliers sont bien tenus ; le régime alimentaire est confortable ; la promenade au préau se fait chaque jour pendant une heure. Sur trois cent soixante et quelques détenus, M. Treille ne trouva aucun malade. Enfin, il visita le pénitencier de Londres, à Millbank, accompagné de deux autres médecins : là, comme en Suisse, ils ne virent pas le pénitencier s'élever sur une pente rocailleuse, exposée à l'action de l'air sec et agité ; plus ils approchaient de cette redoutable demeure, et plus ils étaient douloureusement émus en remarquant qu'elle était construite, non loin de la Tamise, sur un terrain bas et marécageux où croupissent des eaux fangeuses, du sein desquelles devaient s'élever des émanations nuisibles. Saisis de funestes pressentiments, les visiteurs pénétrèrent dans l'établissement, où tout est morne et silencieux, sous des voûtes et dans des labyrinthes formés par d'épaisses murailles de couleur sombre. Parvenus enfin dans les appartements de M. le gouverneur, ils furent accueillis avec une urbanité parfaite ; *s'il faut les en croire*, ils parcoururent l'établissement *dans les moindres détails* ; ils virent, dans des cellules spacieuses, les objets nécessaires au travail solitaire ; ici les détenus restent le jour et la nuit dans la cellule ; chaque jour, pendant une heure, ils marchent dans une vaste cour, les yeux baissés, en emboîtant le pas et en observant un profond silence.

Malgré l'austérité d'un semblable régime et l'influence fâcheuse qu'il peut avoir sur la santé des détenus ; malgré le voisinage des rives humides et brumeuses de la Tamise où les scrofules et la phthisie sont endémiques, M. Treille a trouvé, à son grand étonnement, le pénitencier de Londres dans un état sanitaire très-favorable. Ainsi, chose remarquable, sur une population de sept cents détenus environ, il n'a vu qu'une seule malade, et cette malade, avant sa détention, était déjà atteinte de la maladie de poitrine dont elle se plaignait. Sur les bords de la Seine, où les scrofules et la phthisie ne sont point endémiques, on ne trouve rien de semblable ; et, comme nous venons de le voir, le pénitencier de la Roquette, malgré les améliorations notables dont il a été l'objet, renferme ordinairement douze ou quinze malades sur environ quatre cents enfants. Il convient de faire remarquer que ces affections parcourent de longues périodes avant leur guérison ou leur terminaison fatale.

Les résultats énoncés dans l'ouvrage de M. Treille sont tellement contraires à ce qui s'observe généralement, que nous aurions été porté à révoquer en doute leur exactitude, si nous ne connaissions toute la sincérité et le talent observateur de notre honorable ami. La gravité du sujet nous impose toutefois l'obligation de faire remarquer que son travail n'offre pas les conditions essentielles d'une bonne statistique médicale; il n'aurait pas dû se borner, en effet, à indiquer l'état sanitaire des établissements pénitentiaires au moment où il les a visités car il pouvait se trouver dans une de ces circonstances exceptionnelles, rares, où il ne règne pas de maladies, comme cela s'observe parfois dans les pays les plus malsains. Pour apprécier convenablement le degré de salubrité ou d'insalubrité d'un établissement quelconque, on doit porter avant tout son attention sur le chiffre annuel de la mortalité... Ce ne sont pas les résultats d'un jour qu'il faut envisager, mais ceux d'une année entière, ou même d'une période de plusieurs années; c'est de la sorte seulement qu'on est à même d'établir des comparaisons utiles, et de juger les affirmations contradictoires de ceux qui visitent superficiellement les maisons pénitentiaires. Je puis dire, en me servant des propres expressions de l'auteur, que ses observations ont porté une rude atteinte à l'infaillibilité des statisticiens, et non à l'infaillibilité de la statistique, précieuse méthode d'investigation qui jettera une vive clarté dans les parties les plus obscures de la médecine, là où on ne trouve maintenant que des notions vagues et confuses.

On voit à quelles conclusions (1) a dû être conduit M. Treille: dans trois pénitenciers, il n'a pas rencontré de malades; dans

---

(1) Cette critique ne sera peut-être pas sans utilité pour ceux qui, dans des voyages scientifiques, cherchent avec candeur la vérité; ils verront à quels étranges résultats on peut arriver lorsque l'on recueille sans défiance des documents auprès de personnes intéressées à nous tromper. L'administration des établissements pénitentiaires doit-elle communiquer des documents positifs sur leur véritable situation à tous les visiteurs? On ne saurait répondre affirmativement. D'ailleurs, il est des faits graves qui ne sont connus que des directeurs, du médecin et de quelques agents subalternes de ces établissements. *On y lave son linge sale en famille.* Si M. Treille lit ces lignes, il verra que ma critique ne peut atteindre que ceux dont il a obtenu des renseignements inexacts ou incomplets, et il sera convaincu que d'autres observateurs, également éclairés et consciencieux, sont tombés dans les mêmes erreurs en suivant la même direction.

deux autres, l'état sanitaire y était même supérieur à celui des individus vivant dans les conditions de pleine liberté. Au reste, il prend soin de démolir son propre édifice, en rapportant les observations pleines d'intérêt qui lui ont été communiquées par M. *Valencienne*, touchant les effets de la captivité sur les animaux de notre ménagerie.

D'après ces observations, la durée moyenne de la vie du tigre, du lion, de la panthère, ne dépasse pas six ou sept ans dans les loges où on les renferme ; cependant une lionne a vécu vingt-neuf ans, et un lion vingt-sept. Il est remarquable que les lions transportés sur les routes, et montrés à la curiosité publique, vivent généralement dix-sept à vingt ans. Pour les transporter ainsi, ils sont placés dans des loges spacieuses et plus élevées que celles du Jardin des Plantes. Dans la même condition, la vie moyenne des singes acrobates est augmentée, ainsi que celle des autres animaux intertropicaux.

L'ours de Sibérie ne vit guère que quatre années dans la ménagerie, l'ours noir s'y conserve sept ou huit ans ; mais celui qui peut se promener dans une fosse spacieuse, respirant un air libre, grimpant sur un arbre élevé au milieu de cette fosse, vit souvent dix-sept à vingt ans ; les espèces offrant l'organisation la plus puissante, le dromadaire, le chameau, sont soumis aux mêmes lois. Ces faits indiquent que le changement de climat n'est pas la seule cause de la brièveté de l'existence de ces animaux, et que la captivité exerce aussi une fâcheuse influence sur leur constitution physique comme sur celle de l'homme. Mais cette double influence paraît leur être également fatale : les nègres détenus dans la maison de Poissy y ont toujours trouvé leur tombeau. La captivité, et notamment la vie cellulaire, abrégent donc l'existence, et l'amour de la liberté est, chez l'homme comme chez les animaux, inspiré par un instinct impérieux, éminemment conservateur.

Ces rapports constants entre les conditions qui abrégent la durée de la vie de l'homme et de celle des animaux fixeront sans doute l'attention des hommes qui sortent facilement du cercle étroit où se renferment les observateurs vulgaires. L'hygiène comparée jette donc quelque jour sur l'hygiène publique ; elle doit servir de guide à l'administration supérieure des prisons, et surtout des pénitenciers. A l'exemple de l'ours noir, l'enfant sortira souvent de la cellule pour grimper sur un arbre élevé, au milieu d'un préau bien aéré; ou plutôt il se balancera au moyen du triangle inventé par M. Clias, fortifiera ses membres engourdis, et rétablira ainsi sa transpiration par l'exercice salutaire de la gymnastique la plus élémentaire.

Les faits qui précèdent ne sont pas des exceptions; ils sont confirmés par des observations que j'ai recueillies dans d'autres établissements pénitentiaires, et renversent les opinions erronées de ceux qui ont été trompés par des renseignements inexacts ou mensongers. A Paris, à Marseille, à Londres, comme à Philadelphie, la vie cellulaire, offrant le maximum des inconvénients de la vie sédentaire, abrége l'existence des détenus en déterminant des maladies chroniques de diverses natures. Les adultes et les enfants subissent le même sort. Suivant le témoignage de M. le docteur Bénit, dans le pénitencier de Philadelphie les plus anciens reclus sont moissonnés par ces affections, et notamment par la phthisie pulmonaire. Dans l'espoir d'en diminuer la fréquence, ce médecin fit connaître au directeur de cet établissement les résultats de mes recherches statistiques et expérimentales, en l'engageant à demander à l'administration chargée de la surveillance un espace assez vaste pour soumettre les détenus à l'influence de l'air libre, de la lumière et de l'exercice. On connaît les heureux effets d'une semblable mesure sur les enfants renfermés dans le pénitencier de la Roquette; mais nous comptons pouvoir démontrer que l'on ne doit point s'arrêter dans cette voie.

Il est essentiel de faire remarquer que trois conditions principales, en se réunissant, rendent plus promptement funeste l'emprisonnement individuel, à savoir, la durée de cet emprisonnement, l'étroitesse des cellules, et l'inactivité presque absolue des membres; à cette influence il faut ajouter les rigueurs d'une réclusion solitaire et les effets de la douleur morale. On voit que le concours de ces causes peut porter rapidement une atteinte profonde à la constitution des détenus; tandis que dans les conditions les plus favorables, les effets antiphysiologiques de la vie cellulaire se développent lentement et sont d'abord beaucoup moins redoutables.

La question pénitentiaire est donc complexe, et outre les conditions essentielles qui viennent d'être mentionnées, on doit étudier également les effets du climat, des lieux, de la position des prisons cellulaires, de leur bonne ou de leur mauvaise construction, de l'étendue et de l'exposition des préaux, de l'espèce et de la durée des exercices ; sans cette étude approfondie on ne peut obtenir que des notions vagues sur les inconvénients et les avantages du système cellulaire.

En comparant les effets qu'il produit sur la constitution des détenus avec ceux que détermine le régime généralement adopté, on n'a point tenu compte de la différence de l'alimentation. Dans les prisons cellulaires que j'ai explorées, cette alimentation est substantielle et fortifiante ; dans les maisons centrales de détention, la nourriture est presque exclusivement végétale et débilitante. Cette différence remarquable dans le régime est entièrement favorable aux détenus dans les cellules ; nous allons démontrer que la nourriture insuffisante des condamnés dans les maisons centrales augmente dans des proportions considérables le chiffre de la mortalité.

En consultant les tables dressées par ordre de M. le ministre de l'intérieur à l'effet de constater les rapports de la mortalité dans les bagnes et dans les maisons centrales de détention, on reconnaît que le nombre des décès est en raison de la rigueur des mesures coercitives : ainsi les chances de mortalité étant considérées comme 1 dans la vie libre, elles sont de 3,84 dans les bagnes, et de 5,09 pour les hommes, et de 3,59 pour les femmes, dans les maisons de détention ; c'est-à-dire que la comparaison est tout à fait défavorable à ces derniers établissements; d'où il suit que la gravité des peines n'est jamais en rapport avec la gravité des crimes et des délits, puisque la peine de mort atteint bien plus souvent l'enfant incarcéré dans une cellule par suite de vagabondage, de vols sans importance, que le forçat envoyé au bagne pour les forfaits les plus odieux. Ces observations et ces chiffres prouvent, d'une manière évidente, la nécessité d'une réforme radicale dans notre système pénitentiaire.

On ne saurait donc confondre maintenant les effets de la réclusion dans des cellules étroites, froides, humides et peu aérées, avec ceux de l'emprisonnement dans des cellules spacieuses, convenablement chauffées, éclairées et ventilées ; car les unes sont très-insalubres, et les autres sont loin d'offrir le même danger. Dans ce dernier cas, ce n'est point à l'habitation que l'on doit rapporter l'altération de la santé, mais à la privation de l'exercice à l'air libre.

On distinguera aussi les pénitenciers qui suivent les règles de Pensylvanie, des prisons cellulaires que l'on cherche à établir en France, où la loi du silence n'est pas rigoureusement observée, où les communications sont faciles, où des consolations sont prodiguées aux détenus par les employés de l'administration, le médecin, l'aumônier, les sœurs de charité ; où le travail, les exercices religieux, l'étude et la promenade préviennent l'ennui, et compensent jusqu'à un certain point la perte de la liberté. Dans ces derniers établissements, la loi perd sa puissance d'intimidation ; les plus graves inconvénients du régime cellulaire disparaissent, et l'on ne retrouve, pour ainsi dire, que ceux d'une vie absolument sédentaire.

Au moyen de l'examen sévère des faits et de distinctions indispensables, on peut donc mettre un terme aux discussions stériles, aux opinions contradictoires qui se sont élevées touchant les effets de l'emprisonnement solitaire sur la constitution physique de l'homme et sur sa santé. Il est évident que cette peine ne saurait être appliquée d'une manière durable aux adolescents, sans les exposer aux maladies chroniques les plus rebelles, à des infirmités précoces ; enfin, sans ajouter, dans un grand nombre de cas, la peine de mort à celle de la détention. Les adultes cumulent aussi ces deux peines dans la cellule, en suivant le régime sévère de Pensylvanie. Dans la vie en commun des maisons centrales, ainsi que nous allons bientôt l'établir, la perte de la liberté, la réclusion prolongée amènent nécessairement ce triste et funeste résultat. On pourrait l'éviter en condamnant à la déportation les criminels endurcis qui doivent être définitivement séquestrés du corps social, et en fondant des pénitenciers agricoles pour ceux qui sont appelés à jouir de leurs droits après l'expiration de leur peine. En adoptant ces mesures, le système d'intimidation ne perdrait point sa puissance, son action coercitive, ne déterminerait pas une foule de maladies mortelles, et un grand nombre d'hommes dangereux ne sortiraient point chaque année des foyers de corruption où ils vivent, pour venir encore menacer notre fortune et notre existence.

Ces importantes questions seront élucidées, au point de vue de l'hygiène publique et de la morale, dans les deux dernières parties de ce travail.

DES MAISONS CENTRALES DE DÉTENTION.

En exposant les faits que nous avons recueillis dans les maisons centrales de Fontevrault et de Poissy, nous allons confirmer ceux que nous ont offerts le pénitencier de Saint-Germain-en-Laye et surtout celui de la Roquette. Une question médicale domine toutes les autres : il s'agit de savoir si les scrofules et la phthisie, qui moissonnent la plupart des condamnés à de longues peines, sont les suites d'une disposition héréditaire, ou si ces maladies ne sont que le fatal résultat de la réclusion, de l'encombrement, de l'humidité, du froid, d'un régime débilitant et d'un défaut absolu d'exercice à l'air libre. Déjà cette question est depuis longtemps jugée par les médecins les plus éclairés des prisons, par ceux qui se bornent à prendre l'expérience pour guide. Mais, il faut le dire, l'opinion contraire est encore reproduite avec une incroyable persévérance par des médecins occupant une position honorable dans les hôpitaux et dans la société; l'un d'eux, auquel j'ai fait allusion précédemment, M. Lugol, a publié récemment un traité *des scrofules*, où il affirme que les causes extérieures, en les supposant toutes réunies, n'ont qu'une médiocre influence sur le développement de ces maladies. Il convient de faire justice de ces graves hérésies médicales, dans l'intérêt de la science et de l'humanité; non-seulement elles donnent de fausses idées sur la véritable origine de ces affections; mais elles nous ôtent les moyens de les combattre efficacement, et d'en prévenir le développement. Les erreurs s'enchaînent, se prêtent un mutuel appui et s'opposent à la recherche de la vérité; celles que je combats tendent à arrêter à la fois les progrès de la médecine et de l'hygiène publique.

La maison centrale de Fontevrault est établie, comme on sait, dans l'antique monastère fondé par Robert d'Abrisselle, et où

Richard Cœur-de-Lion fut inhumé. Le coteau où elle s'élève est salubre, quoiqu'il soit exposé aux vents du nord; des quartiers séparés sont réservés aux hommes, aux femmes et aux enfants. Une partie de l'église, les cellules des moines et le quartier destiné aux religieuses ont été transformés en ateliers, en dortoirs, en infirmerie et en vastes réfectoires. Des cellules, des loges assez spacieuses, des cachots obscurs sont destinés à punir et à corriger les prisonniers rebelles. Comme beaucoup de maisons qui n'ont point été construites pour servir d'établissements pénitentiaires, celle de Fontevrault n'offre point toutes les conditions de salubrité désirables: les fenêtres sont insuffisantes et mal disposées; la ventilation et l'insolation agissent avec peu d'intensité; l'humidité y fait sentir sa fâcheuse influence. Les dortoirs renferment un trop grand nombre de condamnés, et, de ces foyers d'infection, s'exhalent pendant la nuit les émanations les plus fétides. C'est dans ces conditions que s'aggravent et se prolongent les maladies les plus légères, que surgissent les fléaux qui déciment les prisons, les vaisseaux et les hôpitaux. La fièvre typhoïde règne depuis quelques années dans cette maison centrale; les phthisiques et les scrofuleux entrent pour près de moitié dans le chiffre de la mortalité. Ce n'est pas former une hypothèse que d'admettre l'action funeste de l'encombrement et d'un régime débilitant, presque exclusivement végétal, sur la production et surtout sur la gravité de ces maladies.

A Fontevrault, de même que dans d'autres maisons centrales, le chiffre de la mortalité a augmenté d'une manière remarquable depuis la suppression de la cantine. Cette suppression, commandée par la nécessité de mettre un frein à l'indiscipline et aux habitudes honteuses des condamnés, devait avoir un terme. Depuis le régime prescrit le 10 mai 1839, par un arrêté ministériel, leur position est évidemment aggravée. Dans la maison centrale de Nîmes, suivant M. Boileau de Castelnau, médecin de cet établissement, la mortalité s'est élevée de 94,6 par an, à 131,3; différence en plus, trente-six décès. Dans la même période, la statistique m'a offert les mêmes résultats à la maison de Fontevrault. En 1836, 1837, 1838, sur une moyenne de 1650 détenus, on a compté annuellement de 75 à 100 décès; de 1840 à 1843, on trouve 142, 152, 146, 216 morts. A la vérité, en 1843, le chiffre de la population s'est élevé à 1862. Celle qui habite le village, livrée aux travaux agricoles, se compose de 1800 âmes environ, et cependant le chiffre de la mortalité ne dépasse pas celui de 30; les scrofules et la phthisie y sont très-rares, l'air pur et l'exercice en préviennent le développement.

La suppression de la cantine a porté sur des substances essentielles, sur des éléments éminemment fortifiants et réparateurs : *sur la viande, les légumes apprêtés et le vin*; on a autorisé, au contraire, la vente *du beurre, du fromage, des pommes de terre à l'eau*; cette malheureuse innovation, indiquant l'oubli des préceptes les plus vulgaires de l'hygiène, devait avoir de regrettables conséquences; il est évident qu'elle doit contribuer au développement des affections scrofuleuses et tuberculeuses, en donnant plus d'empire aux causes extérieures qui viennent d'être indiquées.

J'ai constaté l'influence d'un régime presque exclusivement végétal sur la production des mêmes maladies, en visitant le pays insalubre de la Sologne; les hommes qui possèdent de l'aisance résistent bien mieux à l'action de ce climat que le pauvre dont la nourriture se compose en grande partie de pommes de terre; chez celui-ci, les fièvres intermittentes sont plus fréquentes et plus rebelles; les scrofules et la phthisie l'attaquent plus souvent dans des conditions hygiéniques aussi défavorables, au milieu des étangs que son industrie entretient aux dépens de sa santé. Dans tous les pays marécageux où une humidité froide agit sur les populations, ces maladies se développent principalement chez les individus mal nourris, mal vêtus et livrés à de pénibles travaux. J'ai encore eu occasion de constater, en Sologne, que la prétendue loi d'antagonisme, dont on a cru reconnaître l'existence entre ces fièvres et les affections tuberculeuses, n'est qu'une grave erreur.

Un changement dans le régime des prisonniers devient indispensable, si l'on cherche réellement à améliorer leur sort, à diminuer la fréquence, la gravité des maladies qu'ils éprouvent, à réduire le chiffre des décès. Des peines disciplinaires ne peuent servir de base à un règlement définitif, et ne sauraient, contrairement aux lois de l'hygiène publique et à l'équité, continuer d'être appliquées aux détenus dont la conduite est irréprochable.

D'autres changements sont non moins nécessaires pour améliorer l'état sanitaire de ces établissements ; il serait absolument indispensable de diminuer les pernicieux effets de l'encombrement ; car les dortoirs sont de véritables foyers d'infection, d'où s'exhalent pendant la nuit des miasmes fétides et délétères. Au moyen d'une disposition ingénieuse, on peut, à l'exemple de M. le directeur de la colonie de Petit-Bourg, transformer de vastes ateliers en dortoirs, ainsi que nous l'indiquerons à la fin de ce travail ; d'ailleurs des ventilateurs peuvent être placés dans les ateliers et dans les dortoirs, pour prévenir les déplorables inconvénients qui viennent d'être signalés. Lorsque l'utilité d'un moyen a été reconnue, pourquoi donc en restreindre l'application ? Il suffit d'ajouter que les contre-maîtres et les autres employés du service général, qui ne restent pas constamment dans ces foyers d'infection, sont rarement atteints des maladies chroniques qui déciment les autres reclus. J'ai vérifié l'exactitude de cette observation dans toutes les maisons centrales que j'ai explorées : l'expérience même montre donc la nécessité de les soumettre aux lois de l'hygiène.

D'après ces observations, l'administration, dont on ne peut révoquer en doute la sollicitude, devrait s'éclairer des lumières de la science, afin de donner la solution définitive de ces grandes questions. L'inspection générale des prisons devrait être plus particulièrement confiée à des médecins d'un talent reconnu, et non à des hommes, d'ailleurs honorables et instruits, qui ne possèdent que des notions bien imparfaites de physiologie, d'hygiène publique, de topographie médicale et de physique générale. Très-souvent, la mission qui leur est confiée demeure sans résultat, par la raison qu'ils ne proposent que d'insignifiantes mesures pour le bien-être, la conservation et la direction morale des détenus. On comprend que ces points essentiels doivent l'emporter, aux yeux de tous, sur des détails insignifiants, sur des mesures purement administratives et réglementaires.

En visitant un grand nombre de maisons centrales, on est frappé de la différence qu'offre dans chacune d'elles, sous l'influence du même régime, le chiffre de la mortalité; cette différence s'élève de l'unité au double, et même presqu'au triple dans quelques-uns de ces établissements. Une semblable anomalie distingue Poissy de Eysses, le plus insalubre des foyers de corruption. Pour les mêmes méfaits, pour les mêmes crimes, les uns subissent seulement la peine de la détention à Poissy, au fort Saint-Michel, à Melun, à Rennes; d'autres, désignés par le sort, vont subir la peine de mort à Gaillon, à Limoges, à Riom, et surtout à Eysses. L'habitation de ces lieux insalubres n'est comptée pour rien dans l'application de la loi. Singulières anomalies de la justice humaine!

Les recherches faites par M. le docteur Chassinat, d'après les ordres de M. le comte Duchâtel, ministre de l'intérieur, démontrent que ces différences frappantes dans le chiffre de la mortalité tiennent à des influences locales, encore peu connues, et tout à fait indépendantes du caractère physique et moral de la population prisonnière (1). Ces remarques indiquent suffisamment la nécessité d'étudier avec soin les causes d'insalubrité qui dépeuplent annuellement quelques maisons centrales, afin de faire disparaître ces causes ou de supprimer ces maisons. La statistique, ou plutôt la topographie comparée, donnera la solution de ce problème d'hygiène publique.

Les faits que nous avons étudiés dans la maison centrale de Poissy sont venus confirmer, d'une manière rigoureuse, ceux que nous ont fournis toutes les prisons, les hospices où l'on élève des enfants et les pénitenciers que nous avons explorés. La maison de détention la moins insalubre nous a encore offert l'occasion de démontrer, par les preuves irréfragables de la méthode numérique, que les scrofules et la phthisie s'y développent très-souvent sans prédispositions héréditaires; ces preuves donneront, nous l'espérons, la solution définitive d'un important problème,

(1) *Etudes de la mortalité dans les bagnes, dans les maisons de force et de détention*, etc., 1844.

et préviendront les discussions stériles qui entraînent encore quelques esprits dans la voie de la fausse expérience.

La maison de Poissy, située non loin des bords de la Seine, présente des conditions de salubrité assez favorables. En parcourant ses vastes ateliers, on se croirait dans une manufacture, si l'habillement et la soumission des détenus ne rappelaient leur triste condition. Comme dans les autres maisons centrales, le régime est presque exclusivement végétal ; il n'est pas suffisamment réparateur pour l'ouvrier, épuisant ses forces par le travail, ne mangeant qu'une fois de la viande par semaine. En sortant des ateliers, où ils éprouvent une chaleur plus ou moins élevée, ils se rendent sur un préau exposé au nord, où ils se refroidissent ; le froid les atteint aussi dans les dortoirs, pendant les hivers rigoureux ; cette cause morbide vient ajouter son influence à celle de l'étiolement, d'un air vicié, chargé d'humidité et d'émanations animales, pour produire une foule de maladies chroniques parmi lesquelles on trouve au premier rang la phthisie pulmonaire et les scrofules.

Lorsque, le 25 février 1845, je visitai, pour la seconde fois, la maison centrale de Poissy, je trouvai 46 malades à l'infirmerie ; dans ce nombre je comptai 12 phthisiques et 13 scrofuleux, en y comprenant l'infirmier. D'après leur témoignage, ils n'avaient jamais été atteints, avant leur détention, des maladies qu'ils éprouvaient, et leurs parents n'en n'avaient présenté aucun symptôme.

Les notes prises, au moment de leur entrée, par le médecin, vinrent confirmer ce témoignage ; il a été constaté que les maladies chroniques dont ils étaient frappés résultaient évidemment de l'emprisonnement et non d'une disposition héréditaire. Ce médecin, l'honorable M. Lefebvre, a bien voulu mettre à ma disposition des relevés d'une grande exactitude ; on y trouve une liste nominative de 102 scrofuleux, traités dans cette infirmerie en 1843 et 1844 ; dans ce nombre, 97 individus étaient bien portants avant leur détention, un seul était déjà atteint d'engorgements lymphatiques : sur les quatre autres malades, on ne possède aucun renseignement positif. Chose remarquable, la première apparition des scrofules, chez ces 97 individus, n'a en lieu que dans l'âge adulte! Pouvaient-ils donc conserver aussi longtemps des prédispositions héréditaires, sans aucun développement? Ici l'action puissante des causes extérieures ne peut être l'objet d'aucun doute, et les efforts du crétinisme ne pourront renverser ces preuves mathématiques.

Il m'importait de comparer l'état sanitaire des habitants de Poissy avec celui des prisonniers. Or, voici les résultats généraux de cette comparaison : pendant dix ans il est mort en cette ville environ 900 individus, la mortalité moyenne annuelle étant de 90; dans cette période nous avons compté 48 phthisiques, et un très-petit nombre de scrofuleux. Dans la même période, la maison centrale, dont la population est d'environ 900 détenus, nous a offert, sur 282 décès, 178 phthisiques.

Ces faits sont concluants, ces chiffres décisifs. Ils viennent se coordonner avec ceux que j'ai observés, d'une part, sur les habitants de Fontrevault et sur les populations agricoles de France; de l'autre, sur les individus étiolés qui languissent dans les maisons centrales, dans les pénitenciers dont les cellules sont étroites, froides et humides. Il est encore essentiel de faire remarquer qu'à Poissy la mortalité est au-dessous de cinq pour cent; tandis qu'à la Roquette elle s'élève, comme nous l'avons déjà énoncé, à 12 pour 100, d'après les rapports officiels. Il ne faudrait pas conclure de ces observations que la vie cellulaire, considérée d'une manière générale, fût plus pernicieuse à la santé de l'homme que la vie en commun; mais elles tendent à établir que la réclusion, dans ces deux circonstances, est également fatale aux enfants à cette époque de l'existence où le développement des organes s'opère, où ils ne peuvent résister à l'action nuisible des causes extérieures. La législation doit donc modifier, en leur faveur, le régime pénitentiaire; elle doit réformer l'emprisonnement cellulaire prolongé la nuit et le jour, dont l'action meurtrière est aujourd'hui bien constatée.

C'est avant l'âge de seize ans, chez les filles, et durant la période de seize à vingt ans, chez les garçons, dont la puberté est plus tardive, que la réclusion produit ses plus funestes effets; c'est aussi à ces périodes de la vie que les habitudes sédentaires exercent leur plus fâcheuse influence chez les deux sexes. A cet âge, la jeune fille est très-souvent victime de ces habitudes; dans un âge plus avancé, au contraire, elles altèrent plus fréquemment la santé de l'homme. S'il meurt 179 hommes dans les maisons centrales, toute proportion étant d'ailleurs égale, 120 femmes succombent dans le même temps.

Quant aux criminels endurcis que des circonstances atténuantes ont préservés de la peine de mort, quant à ceux qui ne peuvent rentrer dans la société, la loi doit rester armée contre eux de ses justes rigueurs; conformément au nouveau projet ministériel présenté il y a un an à la Chambre des pairs, ils doivent d'abord subir la peine de l'emprisonnement individuel, pour être transportés ensuite sur des plages lointaines. Mais d'autres mesures doivent être adoptées en faveur des détenus appelés un jour à jouir de leur liberté et à faire partie du corps social; il ne suffit pas de les punir; il faut encore essayer de les corriger, de les rendre moins immoraux et moins dangereux. Les vices de notre régime pénitentiaire sont bien connus; agissant par la crainte, il affaiblit les forces physiques et morales, sans exciter ces heureux instincts, ce sentiment du devoir qui guident l'homme de bien. Il serait donc utile de diviser la durée de la peine encourue en deux périodes, comme l'indique, pour les condamnés à perpétuité, le projet ministériel énoncé précédemment. Dans la première période, dont la longueur serait fixée par la loi, le condamné subirait l'encellulement suivant la règle de Philadelphie; dans la seconde, on chercherait à améliorer les conditions physiques et morales des détenus, par le travail agricole et les occupations industrielles, par l'éducation et le bon exemple, par des exhortations, des encouragements et une discipline sévère. L'exercice à l'air libre, avec un bon régime, développerait les forces, rendrait les travaux faciles, changerait ou modifierait profondément les mauvaises habitudes que donnent l'oisiveté et la paresse.

On le voit, ce nouveau système aurait pour but de prévenir cette dégradation physique et morale, observée dans toutes les prisons, de diminuer dans des proportions considérables le nombre des récidives, et de guérir ainsi une des plaies les plus dangereuses du corps social. En sortant des pénitenciers agricoles, les détenus n'inspireraient plus une juste terreur; comme les colons de Mettray, ils seraient employés avec confiance; dans ce cas, ils ne seraient plus soumis à la surveillance de la police, par conséquent forcés de mourir de faim, de froid, ou de commettre de nouveaux crimes.

Les individus dont les mauvais penchants n'auraient pu être entièrement réformés seraient signalés à la police; on leur offrirait leur liberté avec ses dangers et ses terribles conséquences, ou une vie paisible dans des établissements où ils auraient acquis l'habitude du travail, de l'ordre et de l'économie.

Qu'on ne pense point qu'un semblable système puisse devenir une charge pesante pour l'Etat; les prisonniers adultes, bien portants, encouragés par le stimulant de l'émulation et du bon exemple, pourraient subvenir à leurs besoins; les produits de la ferme Sainte-Anne, succursale de Bicêtre, habilement dirigée par M. Mallon, démontrent positivement les avantages financiers de cette nouvelle organisation du travail; et cependant ces avantages sont obtenus par des convalescents, par des aliénés!

En jetant un coup d'œil rapide sur les conditions morales des détenus dans les bagnes et dans les maisons centrales, on reconnaît bientôt l'impuissance radicale et les vices de notre système pénitentiaire. Les bagnes, comme on sait, sont les écoles mutuelles du crime. Les forçats finissent par y acquérir le dernier degré de dépravation, et malheur à celui qui serait tenté de se soustraire à cette contagion morale, en exprimant des regrets et un sincère repentir! . . . . . Une sanglante ironie, une cruelle persécution le forceraient bientôt d'abandonner un semblable projet, s'il ne voulait en devenir la victime. On n'ignore point que les voleurs les plus habiles et les scélérats les plus audacieux sortent chaque année de ces écoles. La peine des travaux à temps constitue l'imperfection la plus révoltante, la disposition la plus barbare de notre législation; car elle est la source d'une foule de malheurs et de crimes.

Les hommes qui languissent dans les maisons centrales et dans les autres prisons, considérés sous le rapport moral, en sortent comme ils y sont entrés; la loi du silence, mal observée d'ailleurs, ne s'oppose pas toujours aux progrès de la contagion des maladies de l'âme; leur indiscipline, leurs honteuses habitudes, les crimes qu'ils cherchent à commettre témoignent de l'impuissance du système exclusif de l'intimidation, ou de l'emploi de la torture morale. Dans ces foyers d'infection, l'homme devient indifférent, insensible, et rarement la tristesse habituelle qu'il éprouve détermine des affections mentales : les maladies sont presque toutes physiques ; il considère sa condition comme un métier qui a ses dangers et ses avantages ; il cède hypocritement à la force coercitive qui le comprime, pour reprendre ses premières habitudes lorsqu'il est devenu libre.

Ces résultats sont-ils donc les seuls que notre législation puisse offrir à la société? Ne peut-elle sortir d'un cercle aussi vicieux, en s'élevant au niveau de notre état de civilisation? L'impuissance et le danger de notre système pénitentiaire exigent une réforme prompte et radicale, et nous l'appelons de nos vœux.

Il conviendrait d'abord d'annexer à chaque maison centrale un pénitencier agricole, où le système de rémunération serait mis en usage, où l'éducation et le travail contribueraient également, comme je viens de l'énoncer, à améliorer la condition physique et morale des condamnés. Déjà l'autorité supérieure marche dans cette voie, puisqu'elle a fondé pour les enfants des colonies agricoles à Fontevrault, à Loos, à Gaillon et à Clairvaux. Mais là ne se bornera pas sa sollicitude, et, dans l'intérêt de la société, elle appliquera aux adultes une méthode féconde. Les enfants devraient être éloignés des maisons centrales de détention, et on organiserait pour eux des colonies spéciales ; ils seraient remplacés par les détenus adultes qui auraient subi, dans la cellule, la moitié de la peine (1) à laquelle ils auraient été condamnés. Chaque maison de force et de détention aurait donc, pour sa succursale, un pénitencier agricole et industriel, destiné plus ou moins prochainement à la remplacer. Dans cette pensée, les mesures seraient prises pour rendre faciles le développement et l'agrandissement progressifs de ces nouvelles colonies, et l'on concilierait ainsi le bien-être matériel des prisonniers avec l'économie qu'il est essentiel d'apporter dans de pareils

(1) Cette organisation permettrait de graduer les peines suivant la gravité des crimes et la nature des délits, suivant l'état physique et les dispositions morales des prévenus, des accusés, des condamnés.

changements; on pourra de la sorte diminuer promptement l'encombrement des maisons centrales, et transformer les plus salubres en prisons cellulaires.

En adoptant ces mesures, on réformerait toutes les maisons de détention dont l'insalubrité aurait été reconnue, et on transformerait en maisons de dépôt la plupart de celles qui ont été fondées au sein des cités populeuses.

C'est à la campagne, sur le bord des fleuves, sur le littoral de la mer ou sur des lieux élevés, entourés de fossés profonds et non de hautes murailles s'opposant à la ventilation, que seraient édifiés les nouveaux établissements pénitentaires. En les construisant sur le plan de celui de Tours, en adoptant le système d'intimidation et de rémunération que je viens de proposer, on préviendrait les graves inconvénients du régime sévère de Philadelphie et on en conserverait les avantages.

Pour compléter nos institutions pénitentiaires, il serait utile de former, auprès de chaque maison centrale, une Commission de surveillance dont les attributions spéciales seraient déterminées par la loi: il est évident que l'on doit veiller à la juste application des peines qu'elle inflige; qu'il importe de prévenir des mesures arbitraires et les déplorables erreurs que j'ai signalées dans ce travail; car très-souvent, on ne saurait trop le redire, la peine de mort est ajoutée à celle de la réclusion. Ce Conseil serait composé des agents supérieurs, des médecins des établissements pénitentiaires et d'un nombre double d'hommes éclairés portés sur la liste du jury (1).

---

(1) La Commission de surveillance étant appelée à remplir des fonctions d'une haute importance, elle doit se composer d'hommes éclairés par la pratique, par les lumières de l'éducation et pouvant s'occuper avec zèle de l'amélioration du régime pénitentiaire; elle serait ainsi formée :

1° *Membres titulaires résidents*, ou attachés à l'administration : le directeur, l'inspecteur, le médecin, le chirurgien et l'aumônier.

2° *Membres titulaires non résidents* : au choix du préfet, les hommes les plus honorables et les plus instruits portés sur la liste du jury, ayant leur domicile dans l'arrondissement. On devrait accorder la préférence aux docteurs des diverses Facultés, aux professeurs, aux chefs d'institution, aux membres ou lauréats des Académies et des autres Sociétés savantes ayant déjà des droits à des récompenses nationales.

3° *Membres honoraires* : les présidents des Cours royales, des tribunaux

Devant ce Conseil comparaîtraient les condamnés dont la peine de l'encellulement continu serait expirée et qui devraient être transférés dans la colonie agricole ; les détenus qui auraient enfreint les règles de la discipline, comme ceux dont la conduite exemplaire aurait mérité un allégement à la peine infligée et même des encouragements : il apprécierait les motifs qui auraient pu engager les médecins et le directeur à envoyer à la colonie agricole les convalescents, les infirmes, les vieillards, les sujets faibles, étiolés, prédisposés aux affections lymphatiques et aux autres maladies chroniques. Ainsi, ces mesures étant approuvées par le Conseil de discipline, l'arbitraire ne pourrait faire fléchir la règle, et la réclusion n'exercerait point une action aussi funeste sur la santé des condamnés ; leur constitution physique et morale serait véritablement améliorée, et on n'aurait porté aucune atteinte à la puissance coercitive que la loi doit nécessairement conserver.

Nous devons prévenir les objections qui peuvent nous être adressées sur les dangers de la vie en commun, car nous adoptons la règle d'Auburn pour la seconde période de la détention. Dans cette période, on redoute peu la contagion morale ; la chaîne des mauvaises habitudes est rompue, les penchants vicieux sont réprimés par la discipline sévère de Philadelphie ;

---

civils, les procureurs du roi, les juges d'instruction, les juges de paix.

Les membres résidents auraient voix consultative lorsque la Commission se formerait en conseil d'administration, et voix délibérative lorsque les séances seraient consacrées aux questions d'hygiène, de police et d'éducation. Tout membre titulaire ou honoraire qui n'assisterait pas régulièrement aux séances ne pourrait prendre part aux délibérations de ce Conseil.

Les préfets et les sous-préfets, comme agents responsables du gouvernement, présideraient la Commission de surveillance.

Si les établissements pénitentiaires étaient dans les attributions du ministère de la justice, ce qui serait conforme aux principes du droit et de la logique, les préfets et les sous-préfets rentreraient dans la classe des membres honoraires, et la haute direction de ces établissements serait confiée aux magistrats de l'ordre judiciaire ; mais au moyen de l'organisation que je propose, l'anomalie que je viens de signaler n'a plus de fâcheuses conséquences ; ces magistrats profiteraient des leçons de l'expérience, en étudiant sur les condamnés les effets physiques et moraux des peines qui leur sont infligées. Cette étude donnerait un jour d'heureux résultats, en contribuant à perfectionner notre Code pénal.

ensuite les travaux à l'air libre, le bien-être matériel, les bons exemples, les effets de l'éducation, les encouragements et les récompenses modifient profondément les idées et les mœurs des détenus. Toutefois, avant leur sortie de la colonie, les actes de leur vie pénitentiaire seront appréciés par le Conseil; deux catégories seront formées par ses soins : les bons seront recommandés et protégés, et les sociétés de patronage leur serviront d'appui; les méchants, ceux qui n'auront pu soutenir les épreuves morales auxquelles ils seront soumis, auront à opter, comme nous venons de l'exprimer, entre la surveillance active de la police, ou leur admission définitive dans la colonie. Cette mesure, pleine de prévoyance et d'humanité, préviendrait bien des délits et bien des crimes. Assujettir des individus dangereux à la surveillance de la haute police, sans leur offrir du pain et un abri, c'est les perdre dans l'opinion publique, c'est les placer entre la faim et le vol, entre le suicide et l'assassinat. Leur choix ne saurait être un instant douteux. On connaît les fatales conséquences d'une loi aussi injuste que cruelle, et l'on conçoit à peine les motifs qui ont pu en retarder aussi longtemps la réformation. Malgré l'influence des sociétés de patronage, les forçats libérés inspirent une invincible répugnance et une terreur légitime; on donne la liberté à des individus dont le bagne a achevé la corruption, et on espère les améliorer et les diriger au moyen de ces sociétés! Quelle ignorance du cœur humain! quelle imprévoyance! quelle déception! On doit donc leur offrir un asile, si l'on veut prévenir une foule de calamités, et éviter des dépenses incessamment renouvelées, sans aucun résultat favorable.

Serait-il possible, d'après l'avis du Conseil de discipline et l'approbation de l'autorité judiciaire supérieure, de diminuer la durée de l'emprisonnement individuel en faveur des hommes dont la conduite aurait été exemplaire? Dans ce cas, comme dans ceux qui viennent d'être indiqués, pourraient-ils être admis au pénitencier agricole? Dans le cas contraire, un condamné dont la peine va expirer, qui aurait conservé ses mauvais penchants, pourrait-il être retenu dans ce pénitencier, en vertu de la décision du Conseil de discipline et de la sanction de l'autorité supérieure? Nous osons répondre affirmativemen à ces questions.

Dans cette circonstance, le criminel endurci serait considéré comme un aliéné incurable, qu'un conseil de famille fait enfermer dans une maison de santé ; la société, que l'on doit avant tout protéger et sauvegarder, recueillerait d'immenses avantages d'une semblable disposition de la loi : d'ailleurs on ne prendrait cette mesure, étrangère aux crimes politiques, que contre des hommes dégradés, dont la vie aurait été souillée par de honteux excès, et qui, en sortant des prisons, vont former des associations dirigées contre la propriété et la vie des citoyens.

Les mesures que je propose sont conformes à l'équité et aux grands principes de l'humanité ; elles sont employées avec le plus grand succès pour des aliénés qui nous inspirent un vif intérêt et excitent nos sympathies. Ce système est celui des législateurs de l'antiquité, parmi lesquels on compte au premier rang les fondateurs des religions ; toujours ils ont cherché à conduire l'homme dans la meilleure voie par la crainte des châtiments les plus sévères et par l'espoir des plus douces récompenses. Les succès qu'ils ont obtenus ne font l'objet d'aucun doute, ils montrent qu'ils avaient une connaissance approfondie du cœur humain.

Tel est l'ensemble des moyens que j'ai cru devoir indiquer pour prévenir le développement des maux physiques et moraux que j'ai observés dans nos établissements pénitentiaires, et qui sont en grande partie le résultat du régime généralement adopté. Le système mixte que je propose, sans ôter à la loi la puissance d'intimidation qu'elle doit conserver, n'aurait aucun des inconvénients de ce régime, et il contribuerait à réduire, dans des proportions considérables, le nombre des récidives que la justice enregistre chaque jour dans ses annales.

DES COLONIES AGRICOLES.

Voulant vérifier l'exactitude des observations que je viens de présenter, j'ai visité des colonies agricoles, soit en France, soit à l'étranger : mes observations, en complétant ce travail, pourront fixer également l'attention des médecins, des économistes et des législateurs.

Dans les colonies de la Hollande, les établissements de charité, comparés à ceux qui sont établis dans les villes, comme

Amsterdam, par exemple, sont très-salubres ; on y voit diminuer d'une manière remarquable le nombre des maladies chroniques et le chiffre de la mortalité. En Belgique, les mêmes faits se sont présentés à mon observation : dans ses colonies la mortalité est réduite à son minimum, les scrofules et la phthisie sont très-rares, ainsi que je l'ai constaté par le procédé numérique. Au contraire, à Vilvorde, à Gand, comme à Poissy, la dernière affection entre pour moitié au moins dans le chiffre des décès ; dans ces maisons centrales les scrofules exercent aussi leurs ravages.

On trouve les mêmes lois et de semblables différences dans les colonies agricoles fondées plus récemment en France. A Fontevrault, les enfants que l'on a envoyés dans cette colonie naissante, annexée à la maison centrale, sont généralement bien portants ; leur constitution se fortifie, les affections scrofuleuses s'y produisent bien rarement : à la vérité la phthisie y fait quelques victimes, mais on ne saurait oublier qu'elle est souvent un effet consécutif de la réclusion. Cette maladie est presque inconnue chez les enfants des villageois robustes soumis continuellement aux influences atmosphériques. On le voit encore ici, les exceptions viennent confirmer la règle. Lorsque les travaux champêtres auront modifié plus profondément la complexion délicate de ces jeunes colons, on verra disparaître presque entièrement les maladies chroniques dont ils sont encore atteints. L'ordre et l'activité règnent parmi ces enfants soumis à la surveillance d'un directeur, d'un médecin et d'un inspecteur, habiles et dévoués. On peut prévoir que cette colonie, formée sous les auspices de M. le ministre de l'intérieur, comme celles de Loos, de Gaillon, de Clairvaux, offrira les plus heureux résultats sous le rapport de la santé, de la moralité et de l'instruction.

La colonie de Mettray nous présente déjà la réunion de ces avantages : elle reçoit, des maisons centrales, des enfants dont la constitution est véritablement appauvrie ; en les examinant, je trouvai encore les traces de cet étiolement si fatal aux adolescents ; cependant je ne remarquai aucun de ces engorgements lymphatiques du cou, qui décèlent des dispositions scrofuleuses plus ou moins graves ; les jeunes colons, pleins de zèle et d'activité, sont vivifiés par l'exercice à l'air libre et par l'action directe de la lumière ; la résolution de ces engorgements s'opère graduellement par l'action de ces modificateurs puissants secondés d'un bon régime. A des affections chroniques rebelles, succèdent des maladies aiguës beaucoup moins inquiétantes; leur nombre est parfois assez considérable, et cela se conçoit : on ne peut oublier que la constitution de ces enfants est étiolée, affaiblie, même détériorée, et qu'ils se livrent chaque jour, surtout en été, à des travaux pénibles, tandis qu'en hiver des vêtements trop légers ne les préservent pas suffisamment des vicissitudes de la température et de la rigueur de la saison.

Malgré ces inconvénients, la mortalité est réduite à son minimum dans cette intéressante colonie ; car sur 521 enfants qui y ont été admis depuis cinq ans, époque de la fondation, jusqu'à ce jour, 17 ont succombé, et parmi eux on compte 9 phthisiques, 5 scrofuleux et 3 enfants atteints de fièvre cérébrale(1). En comparant ce chiffre à celui de la population, on trouve annuellement 1 décès sur 49, ou 2 pour 100. Quelle différence entre ce chiffre et celui de la mortalité à la Roquette, où l'on perd 12 enfants au moins sur 100! En vain on prétendrait que la constitution de ces enfants est plus débile et plus détériorée, avant leur détention, que celle des colons de Mettray; les faits viendraient bientôt renverser une semblable supposition : il est démontré que les maisons centrales où ils ont séjourné plus ou moins longtemps sont le berceau des maladies chroniques, notamment de la phthisie et des scrofules. Parmi les 9 décès attribués à cette première affection, six cas ont été présentés par des enfants transportés directement des maisons centrales dans l'infirmerie de la colonie.

Au point de vue industriel et moral, cette colonie offre aussi des avantages non moins précieux ; l'ordre, l'activité et le sentiment

(1) Au moment où cette feuille s'imprime nous trouvons, dans un journal politique, les faits suivants, rapportés par M. Demets, devant une assemblée présidée par M. le ministre de l'instruction publique : « Sous le rapport hygiénique, Mettray présente également des résultats satisfaisants. Il n'y a eu que 21 morts en six ans; les maladies qui ont occasionné ces décès se répartissent ainsi : phthisies 6, scrofules 6, fièvres cérébrales 4, fièvre scarlatine 1. » Ici on voit une erreur de chiffre, et il est évident que le nombre des phthisiques est de 9, comme nous l'avons indiqué d'après les documents qui nous ont été communiqués par M. Demets lui-même.

du devoir règnent au milieu des jeunes enfants, dont les groupes semblent former comme autant de familles, dirigées par des contre-maîtres intelligents et dévoués. La variété des travaux en diminue non-seulement les dangers, mais ces jeunes enfants trouvent encore dans ces travaux, ainsi que dans les exercices de la gymnastique, une source féconde de développement de toutes leurs facultés physiques, intellectuelles et morales. Mettray nous offre ainsi l'heureuse application d'un principe que j'ai exposé dans un précédent ouvrage (1), et où j'ai montré, au point de vue de l'hygiène, les incontestables avantages du concours de deux ordres d'occupations, les unes sédentaires, les autres exigeant un grand développement des forces musculaires; en s'y livrant alternativement, chaque jo r, de manière à neutraliser les effets physiologiques qu'elles produisent, les enfants, comme les adultes, entretiendront ces mouvements réguliers et harmoniques qui constituent la santé; il suffirait même, pour atteindre ce but, que les sujets adonnés aux occupations industrielles pussent consacrer un ou deux jours par semaine aux travaux agricoles.

Une répression sévère, en atteignant les fautes les plus légères, prévient celles qui sont plus graves. Aussi la prison solitaire, la cellule n'est considérée à Mettray que comme un moyen exceptionnel ou secondaire; les encouragements, les récompenses les plus propres à exciter l'émulation; une éducation à la fois morale et religieuse, l'exemple donné par des contre-maîtres instruits et dévoués, les exhortations paternelles des directeurs, les soins empressés qu'ils prodiguent aux enfants, excitent de nobles instincts, préviennent la dissimulation, le mensonge et les vices si communs parmi la population qui habite les maisons de détention. Le sentiment de la famille anime chaque groupe; les bons, s'y trouvant en majorité, servent de guides et de mentors à ceux qui débutent dans la carrière avec leurs mauvaises habitudes. Ici la contagion morale est aussi favorable qu'elle était dangereuse dans les maisons centrales, où les sujets dégradés sont les plus nombreux.

---

(1) *Causes générales des maladies chroniques et spécialement de la phthisie pulmonaire; moyens de prévenir le développement de ces maladies, etc., etc.*; 1 vol. in-8°.

L'honorable M. Demets, directeur de l'établissement, dont on ne saurait trop encourager le zèle et le dévouement, étudie les mœurs et le caractère des colons, afin d'exciter leur émulation et de corriger leurs défauts. Les enfants lymphatiques, indolents, sont placés à côté de sujets nerveux, actifs, laborieux : au moyen de ces mélanges, l'activité des uns se trouve tempérée par le calme habituel des autres, et ces derniers éprouvent à leur tour une excitation qui leur est souvent nécessaire pour se livrer avec ardeur au travail.

Les changements physiques et moraux les plus favorables sont le résultat de la méthode adoptée à Mettray ; la santé des enfants, leur vie même n'y est point sacrifiée dans l'espérance de pouvoir les corriger ; ils y acquièrent des habitudes d'ordre et de travail. En sortant de cette colonie, dont le patronage leur est assuré, ils sont accueillis avec confiance dans les divers établissements où ils se présentent ; rarement on rencontre parmi eux des récidivistes, des caractères indomptables, rebelles à tout traitement moral. Cependant il en est qui préfèrent le repos qu'ils trouvent dans les maisons centrales aux travaux soutenus et fatigants de la colonie ; mais, le plus souvent, le zèle et l'habileté du maître parviennent à triompher de ces obstacles, de ces caractères rebelles, et à rendre à la société des enfants complétement réformés, dociles et animés des meilleurs sentiments.

La colonie de Petit-Bourg nous a offert des résultats non moins importants que celle de Mettray ; elle est fondée dans un château élevé qui domine un des points de vue les plus agréables de la vallée pittoresque de la Seine : cette situation est celle que l'on devrait toujours choisir pour fonder des établissements de charité, surtout pour ceux où l'on élève des enfants. On y trouve un vaste parc, des jardins, des bosquets, une prairie, un préau, où l'air circule de toutes parts, et où sont disposés les appareils simples de la gymnastique ; on y remarque des bassins pleins d'une eau limpide, où les colons de tout âge peuvent, sans danger, se livrer à l'exercice si utile de la natation ; on y a établi des ateliers où l'espace a été habilement ménagé, où l'aérage a été entretenu par un procédé ingénieux qui mérite d'être connu : une salle spacieuse sert successivement de salle d'étude, de réfectoire, de préau couvert et de dortoir ; la

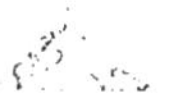

plus grande propreté y est entretenue, aucune odeur désagréable ne s'y exhale ; enfin, M. Allier, directeur de la colonie, a résolu un important probléme d'hygiène publique : au moyen d'une disposition particulière, les tables viennent s'appliquer au plafond, tandis que des poteaux mobiles se logent dans des entre-poteaux fixes, où ils ne gênent pas la circulation ; les hamacs, qui étaient contre la croisée, montent le long du mur ; ceux du milieu de la pièce vont se cacher et se ventiler dans le grenier, en passant par des trappes qui s'ouvrent et se ferment à volonté ; les trous carrés, où vont se fixer les poteaux mobiles, traversent le plancher et facilitent l'accès de l'air ; la disposition des croisées et des cheminées d'appel vient compléter cet excellent système de ventilation. Pourquoi ne l'emploierait-on pas dans tous les établissements où l'on manque d'espace, comme les maisons centrales, les ateliers de charité, les hôpitaux, où l'encombrement a des suites si funestes ?

Livrés à des excercices salutaires, à des travaux utiles, animés par un air pur, suivant un régime alimentaire salubre et fortifiant, environnés de soins, les colons de Petit-Bourg jouissent d'une excellente santé, leur constitution est robuste et ne présente aucune trace d'affection scrofuleuse. Je n'ai point trouvé de malades à l'infirmerie ; on m'a présenté un enfant atteint d'une affection du cœur, qui avait perdu une grande partie de sa gravité dans une position où toutes les conditions sanitaires se trouvent réunies. Depuis sa fondation, aucun enfant n'a succombé dans cette colonie. L'éducation des enfants pauvres offre ici, comme à Mettray, des avantages précieux que n'obtiennent point, dans les collèges, les enfants des personnes qui vivent dans l'aisance ; ces colléges sont fondés, le plus souvent, au sein des grandes villes ; leurs préaux, généralement peu spacieux, sont environnés de hautes murailles, qui s'opposent au mouvement et au renouvellement de l'air ; le développement des facultés intellectuelles fixe, presque exclusivement, l'attention des maîtres, et l'on néglige trop souvent celui des forces physiques et des qualités morales. Ce triple but est atteint à Petit-Bourg par le travail agricole ou horticole, la gymnastique, des études sérieuses et agréables, une éducation morale et religieuse qui ne se borne point à d'insignifiantes formules, mais qui agit profondément sur les cœurs.

Les contre-maîtres et moniteurs, formés à l'école de M. Allier, exercent à chaque instant une influence salutaire sur la conduite et les habitudes des élèves. L'amitié fraternelle offre parmi eux un dévouement qui rappelle les plus belles époques de l'antiquité. Chaque enfant est guidé par un de ses condisciples, qui subit volontairement les punitions infligées à son pupille. Les punitions, comme les récompenses, réveillent de nobles instincts, font naître d'heureuses sympathies, provoquent des sentiments généreux en opposition avec cet égoïsme froid, cette dissimulation calculée qui règnent trop souvent dans la société. Comment pourrait-il en être autrement, lorsqu'on néglige une des bases fondamentales de toute bonne éducation, et qu'il est généralement admis que l'habileté, l'esprit d'intrigue et la ruse doivent l'emporter sur la franchise, la loyauté, le vrai mérite, les belles actions?

Dans les assemblées générales, on récompense et on punit avec solennité; chaque prévenu devient juge dans sa propre cause, et son jugement est adopté ou rejeté par les pairs; les accusateurs et les défenseurs surgissent spontanément au milieu d'eux; l'arrêt est prononcé par les fonctionnaires, et confirmé par les chefs d'atelier. Dans cette singulière Cour d'assises, les prévenus sont confondus avec les coupables; et, chose non moins curieuse, lorsqu'un coupable est condamné, c'est lui-même qui ouvre et ferme la porte de la cellule ou du cachot où il doit expier sa faute, lorsqu'elle a quelque gravité. Le code pénal de la colonie inflige généralement des peines peu sévères; mais elles ne sont pas moins efficaces; elles agissent sur des enfants dont la sensibilité est développée, dont les qualités morales sont exercées avec une grande intelligence.

Des encouragements, des mentions honorables, des couronnes, des livres, des outils, des instruments d'honneur, sont accordés, en séance publique, à ceux qui les ont mérités par leur zèle pour le travail, leurs succès dans les études et le dévouement dont ils ont donné les preuves. Comme à Mettray, ceux qui se sont particulièrement distingués sont inscrits sur le tableau d'honneur, ou prennent place dans des divisions supérieures; enfin on leur accorde la faveur de distribuer des aumônes et de donner des soins à leurs condisciples, lorsqu'ils tombent malades.

Telle est l'ingénieuse méthode appliquée à Petit-Bourg, avec autant de zèle que d'habileté, pour développer l'intelligence, les forces physiques et morales des enfants. La supériorité de cette méthode sur le système d'intimidation généralement adopté dans les maisons pénitentiaires ne peut être l'objet d'aucun doute : elle ne produit point cet affaiblissement, cette dégradation de la constitution, qui sont l'origine des maladies les plus graves et d'infirmités prématurées ; elle lui donne au contraire la vigueur nécessaire pour supporter de pénibles labeurs : elle ne détermine point l'affaissement des plus nobles facultés ; elle les développe d'une manière régulière, harmonique, en inspirant cette confiance, ce dévouement et ce sentiment du devoir qui honorent l'humanité.

Si cette méthode était généralement appliquée dans nos établissements pénitentiaires et de charité, si l'on fondait dans chaque département (1) des colonies semblables à celles de Mettray et de Petit-Bourg, la classe pauvre recevrait une éducation intellectuelle, morale et professionnelle qui aurait les plus heureux résultats ; en assurant son avenir, elle contribuerait puissamment à arrêter cette démoralisation toujours croissante, favorisée par l'imperfection de nos institutions et de notre organisation politique.

Les colonies consacrées aux jeunes libérés développeraient leurs bonnes qualités, détruiraient leurs habitudes vicieuses, et, je dois le répéter, sans détériorer leur constitution : les colonies libres seraient pour les classes pauvres de véritables écoles secondaires ; on y enseignerait l'agriculture et les arts mécaniques ; on y formerait des cultivateurs éclairés et des ouvriers habiles, pouvant rivaliser avec ceux de l'Angleterre et de l'Allemagne ; de là sortirait une population robuste, active, amie de l'ordre et des lois, des soldats pouvant résister aux fatigues de la guerre, enfin des hommes propres à tous les travaux. Cette

(1) Nous devons rappeler les services rendus à la société par d'autres Sociétés agricoles instituées en France avant celles de Mettray et de Petit-Bourg. Parmi elles on distingue Saint-Firmin, établissement formé, depuis quinze ans environ, en faveur des Enfants trouvés ; les colonies de Marseille, d'Oswald, de Montbellet, de Quevilly.

population remplacerait celle qui est vouée à l'ignorance, aux préjugés, à la misère, et qui va encombrer les hôpitaux, les hospices, les ateliers de charité, ou mourir dans les maisons de détention, dans les pénitenciers et dans les bagnes.

Les esprits guidés par des idées préconçues, habitués à compter sur les effets de la torture morale, se borneront à placer tous les condamnés sur un lit de Procuste (1); n'ayant point étudié les grandes questions qui se rattachent à l'hygiène sociale, ils préféreront sans doute le système exclusif de l'intimidation au système mixte que je propose; ils construiront à grands frais de nouvelles prisons, plutôt que de chercher à les rendre inutiles: ils semblent ignorer que les Grecs et les Romains n'ont dû leur supériorité sur les autres nations qu'aux belles institutions qu'ils ont fondées. Aujourd'hui nous devons adopter le même principe pour atteindre un autre but; il s'agit de soutenir des luttes industrielles contre les autres peuples, et non de les vaincre sur les champs de bataille; il s'agit, en définitive, de diminuer les maux physiques et moraux, qui sont les suites de l'imperfection radicale de nos lois et de nos institutions.

Les hommes chargés du pouvoir ont donc, de nos jours, une belle tâche à remplir, une immense lacune à combler, une grande injustice à réparer : ils connaissent l'insuffisance de nos écoles primaires, où on ne cultive que la mémoire des enfants, tandis que leurs facultés les plus nobles restent inactives; cependant l'enseignement moral et religieux ne consiste point en préceptes sans application, en vaines formules. Rentrés sous le toit paternel, ces enfants trouvent l'incrédulité et de pernicieux exemples. Ces préceptes sont bientôt oubliés. Et maintenant on s'étonne qu'une foule de personnes sachant lire et écrire deviennent criminelles! On devrait plutôt s'étonner qu'elles ne le devinssent pas. Singulières aberrations des jugements humains! on demande les conséquences d'un principe dont on ne retrouve nulle part l'application, ni dans nos écoles primaires, ni dans nos écoles

(1) Un journal quotidien a blâmé, avec beaucoup de raison, la Commission des crédits extraordinaires de l'Algérie, d'avoir rejeté la demande d'un crédit pour la fondation d'un pénitencier agricole dans cette contrée. Mais de nos jours toutes les grandes questions sont ajournées...

tention d'adresser des reproches immérités au pouvoir ; de grands intérêts forcent les hommes qui nous gouvernent à faire de pénibles sacrifices aux exigences d'une position difficile : mais, simple observateur, je dois constater des faits et indiquer les sources principales de ce mal moral, dont il est facile de constater les progrès dans toutes les classes du corps social. D'ailleurs, la démoralisation toujours croissante de notre population a été mathématiquement démontrée par les comptes-rendus, les plus récents, de la justice criminelle et *correctionnelle.*

Les bonnes intentions du pouvoir ne sont douteuses pour personne ; mais on doit lui conseiller de s'arrêter dans les voies où il s'est engagé. Il ne suffit pas en effet, pour faire surgir le principe de l'honneur, d'accorder quelques prix Montyon à des personnes vertueuses, des médailles dans plusieurs comices agricoles : pour introduire ce principe dans les masses, il faut cesser d'accorder des récompenses nationales à des hommes qui ne sont recommandables ni par leurs services ni par leurs travaux ; il serait utile de les décerner à ceux qui font un noble emploi de leur fortune en fondant des établissements de charité, et notamment des colonies agricoles ; ces récompenses honorifiques seraient en rapport avec la grandeur des sacrifices qu'ils se seraient imposés volontairement dans l'intérêt de l'humanité ; il est évident qu'elles exerceraient une influence plus profonde, plus générale et plus durable que le prix Montyon. Au moyen de ces encouragements, le véritable honneur serait réhabilité parmi nous ; on verrait se multiplier les belles actions, les nobles dévouements : le législateur, en augmentant le bien-être matériel des classes pauvres, exercerait de plus une action moralisatrice très-favorable sur ces classes, comme sur celles qui occupent un rang distingué dans la hiérarchie sociale (1). En suivant un semblable secondaires, ni dans notre système politique. Je n'ai point l'in-

(1) Napoléon, malgré sa vaste ambition, connaissait la puissance du levier moral qu'il avait formé, et il trouvait dans les récompenses nationales un moyen d'élever la dignité de l'homme. Les actions sublimes du Consulat et de l'Empire révèlent la suprême influence d'une grande pensée. Mais à cette glorieuse époque on ne prodiguait point à la médiocrité, à l'intrigue ces marques de distinction, qui honoraient ceux qui avaient rendu d'éminents services à la patrie, à l'humanité et à la science.

plan, les récompenses nationales développeraient des sentiments généreux qui viendraient remplacer ces passions égoïstes, cet esprit d'intrigue qui règnent au milieu de nous; enfin ces encouragements, en multipliant les actions généreuses, deviendraient la source d'immenses bienfaits. Heureux et béni soit le législateur qui, après avoir assuré la paix du monde, après avoir puissamment contribué à la prospérité nationale, consolidera ainsi ses grands travaux !

Celui qui connaît les rapports intimes du physique et du moral ne s'étonnera pas de trouver dans ce travail deux ordres de faits essentiellement distincts. J'ai dû considérer l'homme dans sa double nature, *homo duplex*, exposé aux causes qui amènent si souvent la dégradation de ses forces matérielles et de ses sublimes facultés. En suivant le même ordre, j'ai dû indiquer les moyens de prévenir cette double dégradation, et montrer les relations de l'hygiène physique et de l'hygiène morale. La médecine, ne pouvant rester étrangère à ces intéressants problèmes, devait en favoriser la solution. Depuis près de trois mille ans cette science, pour me servir de l'expression d'un médecin célèbre, M. Serres, n'a cessé de contribuer au bien-être matériel et au perfectionnement de l'humanité, et dans une circonstance où de grands intérêts sociaux doivent être solennellement discutés, elle ne pouvait manquer à son importante mission.

RÉSUMÉ ET CONCLUSIONS.

Les résultats les plus positifs de la statistique nous montrent les effets funestes du régime pénitentiaire, généralement adopté, sur la constitution des détenus : la captivité, dans ses conditions les moins défavorables, abrége la durée de la vie, en déterminant une foule de maladies chroniques ; l'étiolement, l'inactivité des fonctions de la peau, doivent être considérés comme la cause essentiellement active de ces affections ; leur fréquence et leur gravité sont en raison des rigueurs de la réclusion. Les animaux, renfermés dans des loges étroites et humides, éprouvent le sort des hommes forcés de vivre dans des cellules offrant les mêmes inconvénients. Au contraire, sous l'influence de la liberté, du mouvement musculaire, de l'air agité et de la lumière, on voit ces maladies, au nombre desquelles on trouve, au premier rang, les scrofules et la phthisie pulmonaire, diminuer de fréquence, de gravité, et disparaître presque entièrement dans les colonies agricoles où l'on envoie les prisonniers adultes et surtout les enfants.

D'autres faits non moins importants montrent la puissance de l'exercice et des agents extérieurs sur la constitution de l'homme, en indiquant la voie qu'il faut suivre pour prévenir le développement des mêmes maladies: la population active qui occupe le littoral de la mer, des fleuves, et surtout les marins et les pêcheurs, en sont généralement préservés. Ces deux ordres de faits prouvent, d'une part, l'utilité des colonies agricoles pour fortifier la constitution des individus qui s'étiolent dans les prisons; de l'autre part, la nécessité d'établir des *succursales maritimes* sur les parties les plus élevées du littoral, pour y traiter les scrofuleux qui languissent dans les établissements de charité. Déjà j'ai exposé les heureux résultats que l'on pourrait obtenir de ces succursales, dans un ouvrage que l'Académie a bien voulu accueillir avec bienveillance, et déjà le Conseil général des hospices de Paris a apprécié les effets favorables des mesures hygiéniques que j'ai proposées en faveur de la classe ouvrière.

Je me suis borné, dans ce travail, à exposer les avantages d'un plan dont la réalisation doit, suivant moi, satisfaire aux vœux de la justice et de l'humanité. Je ne me suis pas occupé des moyens que l'hygiène peut emprunter à la médecine pour prévenir le développement des maladies chroniques et notamment de la phthisie; cependant, c'est dans les prisons qu'il serait possible de tenter avec prudence, et dans l'intérêt même des sujets qui en sont atteints, les moyens que j'ai indiqués dans la seconde partie de mon traité *des causes générales des maladies chroniques* (1).

(1) Page 427 et suivantes.

Des faits et des observations qui précèdent, on peut déduire les conséquences suivantes :

1° La réclusion prolongée est la cause d'une foule de maladies chroniques au nombre desquelles on compte, au premier rang, les scrofules et la phthisie pulmonaire.

2° La fréquence de ces maladies et le chiffre de la mortalité sont en raison de l'encombrement dans les maisons de détention, et de l'étroitesse des cellules dans les pénitenciers.

3° Dans ces conditions, la mortalité peut atteindre le chiffre de 12 pour 100, et parfois elle est encore plus considérable ; dans les colonies agricoles, elle s'élève rarement au-dessus de 2 pour 100.

4° Dans ces colonies, la phthisie et les scrofules sont très-rares en nos climats salubres.

5° La position déclive des établissements pénitentiaires, l'humidité et le froid, un défaut d'insolation et de ventilation, augmentent, dans des proportions considérables, le nombre des maladies chroniques et le chiffre de la mortalité.

6° Un régime débilitant, presque exclusivement végétal, produit les mêmes effets, en favorisant l'action nuisible des causes extérieures.

7° La détention prolongée, soit dans les cellules, soit dans les maisons centrales, ne peut être infligée aux adolescents qu'après l'époque de la puberté.

8° L'emprisonnement dans des cellules spacieuses, convenablement éclairées, chauffées et ventilées, doit être préféré, pour les adultes, sous le rapport sanitaire et au point de vue de la morale, à la vie en commun dans les maisons centrales.

9° Dans ces derniers établissements, l'emploi des ventilateurs est indispensable afin de diminuer les graves inconvénients de l'encombrement.

10° Pour prévenir les suites funestes d'une longue détention, sa durée pourrait être divisée en deux périodes : dans la première, les condamnés resteraient dans les cellules la nuit et le jour, suivant la règle de Philadelphie; dans la seconde, ils seraient employés aux travaux agricoles. La répression sévère des plus légères fautes, l'éducation, des encouragements et des récompenses, amélioreraient leur condition morale.

11° Le système exclusif d'intimidation (l'encellulement et ensuite la déportation) ne peut être appliqué d'une manière rigoureuse qu'aux individus condamnés aux travaux forcés à perpétuité (1); c'est en Algérie qu'il conviendrait de fonder les

---

(1) Une Commission, présidée par M. le ministre de l'intérieur et composée d'hommes aussi remarquables par leurs talents que par leur position sociale, se propose d'adopter le système de Pensylvanie pour tous les condamnés; l'expiration de la peine ou la mort serait la limite de la réclusion dans la cellule. Cependant cette Commission, craignant que l'observation n'ait point suffisamment démontré les avantages de ce mode d'emprisonnement, a émis la pensée qu'un jour il pourrait être modifié ou réformé, si l'expérience en démontrait la nécessité. Ces vues sont sans doute fort sages; mais nous pensons qu'on peut aujourd'hui même appliquer ce système avec des modifications, et éviter ainsi les graves inconvénients des lois et des institutions provisoires.

La question est assez élucidée, ce nous semble, pour qu'on puisse maintenant obtenir les avantages d'une organisation définitive; celle que je viens de proposer est simple, économique, d'une exécution facile, et peut suffire à toutes les exigences de la loi; dans le même lieu, dans le même établissement, elle pourra comprimer avec la plus grande rigueur les mauvaises passions, ou donner des consolations, des encouragements aux détenus améliorés et repentants; enfin, elle les réduira d'abord par la douleur morale, sans porter une atteinte dangereuse à leur constitution physique. Il convient de ne point altérer la santé des détenus qui doivent un jour recouvrer leur liberté, de les préserver des suites si souvent fatales de l'étiolement, de conserver à leurs membres affaiblis et engourdis par un trop long repos cette vigueur indispensable à l'exécution de pénibles travaux. Si leur santé a reçu une atteinte profonde au moment où ils sortiront de la cellule; s'ils ont entièrement perdu l'habitude de ces travaux, il est évident qu'ils iront languir dans les établissements de charité, où ils resteront ainsi à la charge de la société.

La loi doit donc prévenir la dégradation physique ainsi que la dégradation morale des condamnés dont les peines sont temporaires; la justice, l'humanité, l'intérêt public réclament également l'application de ce principe. Si la loi n'atteint point ce double but, elle est imparfaite et doit être modifiée ou réformée. On ne saurait adopter un système inflexible qui comprime, pendant quelque temps, les mauvais penchants, mais qui est loin

pénitenciers agricoles destinés à ces condamnés ; ils cesseraient d'être à charge à l'Etat et contribueraient même aux progrès de la colonisation ;

12° Des colonies agricoles devraient être annexées aux mai-

---

de favoriser l'essor de ceux qui doivent constamment diriger la conduite des libérés dans la carrière difficile qu'ils ont à parcourir. On ne saurait approuver un régime dont nous avons constaté les pernicieux effets sur la santé, lorsqu'il a exercé, pendant plusieurs années, son influence débilitante. Dans un ouvrage, déjà cité, dont ce Mémoire n'est que le complément, nous avons démontré, par des faits, et avec le plus haut degré de certitude, que la vie cellulaire offre le maximum des inconvénients de la vie sédentaire.

Le législateur, dans sa prévoyante sollicitude, doit d'ailleurs tenir compte des dissemblances profondes observées dans la constitution de l'homme ; il en est dont la santé robuste résiste à l'influence d'une longue réclusion, tandis que d'autres périssent promptement lorsqu'ils sont longtemps privés de l'exercice à l'air libre et de l'action expansive de la lumière. Dans cette dernière catégorie se placent les adolescents, les sujets faibles et éminemment lymphatiques, ceux qui sont héréditairement disposés à la phthisie et aux scrofules, les agriculteurs et tous ceux qui mènent une vie active étant sans cesse exposés aux influences de l'atmosphère. La statistique des hôpitaux et des prisons a établi ce principe sur les faits les plus nombreux.

La profession antérieure à la condamnation exerce, comme on le sait, une grande influence sur l'existence des détenus ; aussi, dans les prisons d'Eysses et de Limoges le chiffre de la mortalité est beaucoup plus élevé que dans les maisons de Poissy et de Melun. Dans les deux premières on compte un très-grand nombre d'agriculteurs ; les dernières renferment une foule d'ouvriers habitués à vivre dans les ateliers. Il est de toute évidence que la population agricole éprouvera le même sort dans les prisons cellulaires, où elle sera privée de l'exercice à l'air libre. On ne peut donc, sans enfreindre un des préceptes les plus importants de l'hygiène publique, soumettre ces deux grandes classes de la population au régime pénitentiaire proposé par la Commission.

Personne, je l'espère, ne viendra contester l'exactitude ni l'importance de ces faits. Il est cependant des hommes, je suis forcé de le dire, qui cherchent à diminuer la valeur de mes travaux, en avançant que je me livre à des théories sans application et à des hypothèses sans avenir ; ces insinuations perfides qu'inspire une basse jalousie ont obtenu quelque crédit auprès des hommes étrangers à la science ; ils ignorent que mes découvertes sont le fruit de longues, de consciencieuses études, qu'elles ont mérité la haute approbation de l'Académie des sciences et de savants illustres, en France comme à l'étranger.

sons centrales de détention pour ceux qui doivent recouvrer un jour leur liberté. On admettrait dans ces colonies les condamnés dont la peine de l'encellulement continu serait expirée, les convalescents, les infirmes, les vieillards, les sujets faibles, étiolés, offrant les signes précurseurs des scrofules et des autres maladies chroniques.

13° Les grands moyens de l'hygiène sont plus efficaces pour prévenir le développement de ces maladies que les médicaments administrés dans les milieux où elles se manifestent et se perpétuent.

14° Les maisons pénitentiaires ne devraient plus être construites au sein des villes populeuses, il conviendrait de les fonder à la campagne sur des coteaux salubres, sur le point le plus élevé du littoral de la mer ou des fleuves.

15° Il serait indispensable de former, dans chaque département, des colonies agricoles et industrielles pour les enfants pauvres, où leurs forces physiques, leurs qualités morales et leurs facultés intellectuelles seraient exercées d'après les méthodes suivies à Mettray et à Petit-Bourg.

www.ingramcontent.com/pod-product-compliance
Ingram Content Group UK Ltd.
Pitfield, Milton Keynes, MK11 3LW, UK
UKHW021134230726
13926UKWH00002B/803

9 782013 720700